糖尿病用药与饮食调养

主　编

陈惠中

副主编

陆健敏

编著者

陈　斌　陈　胜　刘新卷

熊　超　孟　音　朱华路

张文君　陈晓清　徐　锋

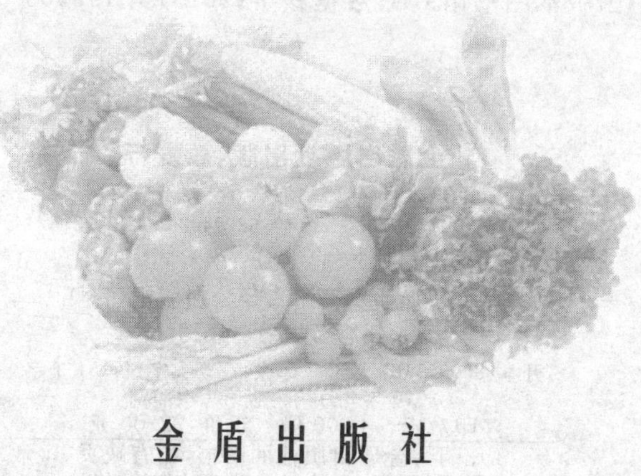

金　盾　出　版　社

内容提要

本书详细介绍了糖尿病的防治知识，包括糖尿病的一般医学知识、中西医用药及饮食调养。其内容深入浅出、通俗易懂，并突出了实用性，既适合患者及其家属阅读使用，也可供社区及基层医护人员参考。

图书在版编目（CIP）数据

糖尿病用药与饮食调养/陈惠中主编. — 北京 ：金盾出版社，2016.2

ISBN 978-7-5186-0494-4

Ⅰ. ①糖… Ⅱ. ①陈… Ⅲ. ①糖尿病—用药法②糖尿病—食物疗法 Ⅳ. ①R587.105②R247.1

中国版本图书馆 CIP 数据核字(2015)第 193908 号

金盾出版社出版、总发行

北京太平路 5 号（地铁万寿路站往南）

邮政编码：100036 电话：68214039 83219215

传真：68276683 网址：www.jdcbs.cn

北京军迪印刷有限责任公司印刷、装订

各地新华书店经销

开本：850×1168 1/32 印张：7.25 字数：151 千字

2016 年 2 月第 1 版第 1 次印刷

印数：1～4 000 册 定价：22.00 元

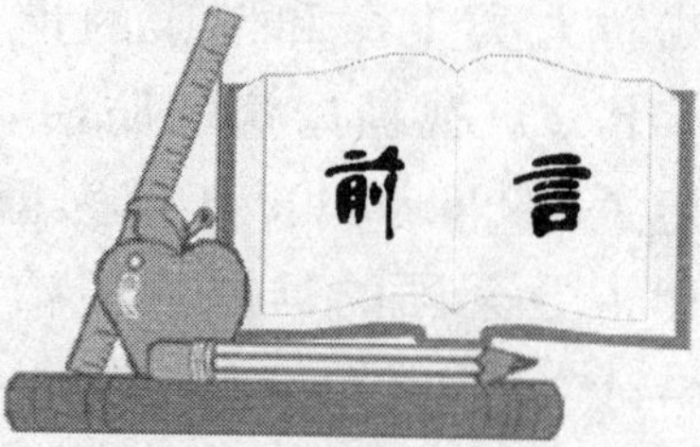

前言

糖尿病是一种常见病、多发病，其患病人数随着人民生活水平的提高、劳动强度的降低、生活方式的改变（特别是饮食结构的改变）、应激状态的增多，以及人类平均寿命的延长而日益增多。据世界卫生组织（WHO）1997年报道，全世界约有1.35亿糖尿病患者，预计到2025年将增加到3亿人。我国糖尿病发病率也有明显上升趋势；在20世纪70年代末期，糖尿病的患病率不足1%；1980年，经对14个省市的30万人口调查发现，40岁以上人口的糖尿病患病率为2.53%；1996年，按1985年WHO糖尿病诊断标准，对我国17个省市、年龄为20～75岁的42 751人进行流行病学调查表明，糖尿病患病率为3.21%，糖耐量减低（IGT）发生率为4.76%。据专家估计，我国已有3 000万糖尿病患者，推测到2025年，我国糖尿病患者可能突破1亿人，届时约占世界糖尿病患者的1/4～1/3。

糖尿病的危害是十分严重的，主要表现为各种急、慢性并发症，前者如果处理不及时，重者可危及生命，轻者可使病程延长；后者是造成糖尿病患者致残、致死，以及生活质量下降的主要原因。糖尿病已成为世界经济发达国家的第三大非传染性疾病（第一为心血管病，第二为肿瘤），是严重威胁人类生命和健康的世界性公共卫生问题。我国政府十分重视糖尿病的防治，国家卫生部早在1995年就制定了《1996—2000年国家糖尿病防治纲要》，以统一组织和指导全国的糖尿病防治工作。我们编写《糖尿病用药与饮食调养》一书的目的，就在于使大众在认识糖尿病的基础上，正确地使用食疗和药物防治糖尿病，并尽可能控制糖尿病并发症的发生。

本书内容分三部分，即糖尿病的一般医学知识、糖尿病的用药，以及糖尿病患者的饮食调养。其中，糖尿病的一般医学知识包括糖尿病的分型、临床表现、诊断及防治等，糖尿病的用药包括西医用药和中医用药，糖尿病患者的饮食调养包括饮食宜忌、辨证食疗方及药食兼用之品食疗方。其内容深入浅出、通俗易懂，并突出了实用性，既适于广大糖尿病患者及其家属阅读，也可供社区及基层医护人员参考。

本书所汇集的资料来自于国内外书刊杂志，是许多作者辛勤劳动的成果，在此谨向他们表示衷心的感谢！因编者水平有限，书中难免有错误和不足，恳请广大读者批评指正。

陈惠中

目 录

一、糖尿病的一般医学知识

二、糖尿病的用药

三、糖尿病患者的饮食调养

一、糖尿病的一般医学知识

（一）糖尿病的分型及临床表现

1. 中医对糖尿病的认识

中医学认为，糖尿病属“消渴”范畴。早在2 000多年前的《黄帝内经》一书中就有关于本病的记载。《素问·奇病论篇》曰：“帝曰：有病口甘者，病名为何？何以得之？岐伯曰：此五色之溢也，名曰脾瘅。夫五味入口，藏于胃，脾为之行其精气，津液在脾，故令人口甘也；此肥美之所发也，此人必数食甘美而多肥也。肥者令人内热，甘者令人中满，故其气上溢，转为消渴。治之以兰，除陈气也。”王焘在《外治秘要》中引《古今验录》曰：“渴而饮水多，小便数，无脂似麸片甜者，皆是消渴病也。”明确指出了消渴病的特点是尿甜。这与现代医学对糖尿病的描述相吻合。我国古代对糖尿病尿甜的认识（公元600年）比西方（公元1675年）要早1 000年。《素问·气厥问篇》曰：“心移寒与肺，肺消；肺消者，饮一溲二，死不治……心移热于肺，传为鬲消。”《灵枢·五变篇》曰：“黄帝曰：人之善病消瘅者，何以候之？少俞答曰：五藏皆柔弱者，善病消瘅。”所谓消瘅、肺消、鬲消皆属“消渴”（包括糖尿病）之范畴。宋代王怀隐等所著的《太平圣惠方》

一书中有“三痟论”一卷，明确提出了“三消”之名，“夫三痟者，一名痞渴，二名痟中，三名痟肾”，开三消分治之先河。清代程钟龄在《医学心语》中提出了治消渴病三大治疗大法，“治上消者，宜润其肺，兼清其胃，二冬汤主之；治中消者，宜清其胃，兼滋其肾，生地八味汤主之；治下消者，宜滋其肾，兼补其肺，地黄汤、生脉散并主之”。综上所述，中医学在2 000年前已对糖尿病有了深刻的认识。

随着历史的发展，中医学对糖尿病的认识也在实践中不断提高，对其病因病机、证候的论述日趋详细，治疗方法逐渐增多，疗效也不断提高。例如，张仲景国医大学刘冰论述了糖尿病与肝脏的关系，指出：“肝主疏泄，关乎水液之输布，气血之运止，阴阳之平衡。肝失疏泄，则必使水津不布而亏乏；郁而化火，必然阳亢而为害；气血留滞则阻滞气机而遗患。再者，肝司气机，对肺、胃、肾脏具调节作用，协调其代谢发挥各自的作用。肝之气机失调，则必然影响肺脏的宣肃、脾胃之运化、肾脏之封藏，使人体物质不能正常代谢输布，则或内耗，或下注而成消渴。”故有人提出，“疏肝健脾、肝脾同调”应是治疗糖尿病的一种方法。又如，山东中医学院程益春教授指出：“糖尿病是以脾虚为本，糖尿病乃慢性疾病，在控制急性症状后，尚需进行合理的长期调治，以图缓功。此时，治以脾、胃尤为重要。因为滋阴降火之品不可久用，滋补助热之剂不可长服，调整脾、胃得当，则有百利而无一害。”20世纪80年代初，国内外不少学者提出了“瘀血说”，认为瘀血在糖尿病的发生、发展中有重要作用。中国中医研究院西苑医院等单位运用现代医学手段，从血液流变学和甲皱微循环的角度对糖尿病患者进行观察的结果表明，本病患者具有血液高黏滞状态和微循环障碍。血液流变学的五项指标（全血黏度、全血比黏度、血浆比黏度、血细胞比容、血沉）都有不同程度的异常，其中以全血黏度的变化最为显著，即使轻型也有明显改变，甲皱循环有改变者也达68%。这些结果与中医学“血不活有瘀滞”的瘀血机制相似，故为中医学采用活血化瘀法治疗糖尿病提供了科学依据。

2. 西医对糖尿病的认识

西医对糖尿病的认识由来已久，早在1675年，英国医生就描述了糖尿病患者的尿“甜如蜜”。后来发现尿甜的原因是因为尿中含有大量的葡萄糖，而且尿中排出糖的多少与饮食中碳水化合物（糖类）的数量有关。1859年，人们认识到高血糖是糖尿病的主要特征。1889年，德国医生发现糖尿病与胰腺有肯定的关系，因为胰腺分泌的胰岛素有降低血糖的作用。1921年，加拿大医生斑丁与生理学家贝特从胰腺中提取了胰岛素，并开始应用于临床，才确定了胰岛素的降血糖作用。1965年，我国上海生化所首先成功地合成了胰岛素，科学家们开始明确认识到糖尿病的高血糖特征与胰岛素有密切关系。此后，通过许多动物实验与临床研究，逐步揭示了胰岛素绝对或相对不足是引起高血糖的原因。西医界学者已公认，糖尿病是一种由于体内胰岛功能失调，胰岛素绝对或相对不足而引起的内分泌紊乱性疾病。其特征为胰岛素分泌绝对或相对不足，引起糖代谢紊乱，出现持续性高血糖状态、尿糖阳性、葡萄糖耐量试验降低，以及胰岛素释放试验异常。在糖代谢紊乱的基础上，还可出现蛋白质、脂肪的代谢紊乱，甚至发生酸碱平衡失调。临床上以多饮、多食、多尿和乏力、消瘦为典型症状，常称“三多一少”症候群。糖尿病的病程冗长，易出现全身微血管、大血管及神经病变等一系列并发症，严重者可发生酮症酸中毒、乳酸性酸中毒及高渗性昏迷等急性并发症，甚至威胁生命。由于糖尿病发病率高，难以治愈，并发症多，严重影响人类的健康，因此对糖尿病的研究已经引起世界医学界的高度重视，每年的 11 月 14 日被定为世界防治糖尿病日。我国卫生部提出的世界防治糖尿病日口号为：“战胜糖尿病！”

3. 糖尿病的中医学病因

中医学认为，糖尿病主要是先天禀赋不足、五脏柔弱、素体阴虚、饮食不节、情志失调、劳欲过度所致。

(1)先天禀赋不足：《灵枢·本脏篇》曰，“心脆则善病消瘅热中……肺脆则善病消瘅易伤……肝脆则善病消瘅易伤……脾脆则善病消瘅易伤……肾脆则善病消瘅易伤”。禀赋不足则五脏柔弱，尤以肾虚最甚。五脏柔弱，则精气不足、气血虚少，肾亦无精可藏，复因调摄失宜，终至精亏阴竭而发为消渴病。

(2)饮食不节：《丹溪心法·消渴篇》曰，“酒面无节，酷嗜炙煿……于是炎火上熏，脏腑生热，燥热炽盛，津液干焦，渴饮水浆而不能自禁”。饮食不节，过食辛辣肥甘则酿生火热，热气蕴积，则消谷耗津而发病。

(3)情志失调：《儒门事亲·刘河间三消论》曰，“消渴者……耗乱精神，过违其度而燥热郁盛之所成也”。情志失调，五志过极化火，消灼阴津，则可发消渴病。

(4)劳欲过度:《外台秘要·消渴消中门》指出,“房事过度,致肾气虚耗,下焦生热,热则肾燥,肾燥则渴”。房事不节,劳欲过度,耗肾伤精,阴精不足,虚火内生,阴虚火旺而致消渴病。

4. 糖尿病的西医学病因

西医学认为,大多数糖尿病的病因尚不十分清楚,仅部分糖尿病的病因已很明确,前者称为原发性糖尿病,后者称为继发性糖尿病。

(1)原发性糖尿病:又可分为1型和2型,这两型糖尿病的病因和发病机制不同。1型糖尿病的病因主要有以下3个:①遗传易感性。1型糖尿病在北欧国家如丹麦和瑞典的发病率最高,这可能与遗传因素有关;又据临床研究报道,1型糖尿病患者的父母患病率为11%,三代直系亲属中患病率为6%,主要为基因变异所致。②病毒感染。病毒如风疹病毒、腮腺炎病毒、巨细胞病毒、柯萨B_4病毒等感染及某些化学毒性物质可直接损伤胰岛组织,引起糖尿病。③自身免疫性。临床上糖尿病患者常伴有自身免疫性疾病,如恶性贫血、甲亢、桥本甲状腺炎、白癜风、艾迪生病及重症肌无力等,说明糖尿病与自身免疫密切相关。在刚发病的1型糖尿病患者血中大多存在胰岛细胞抗体、胰岛素抗体和谷氨酸脱羧酶抗体等,这些抗体可把机体自身的胰岛素破坏掉而引起糖尿病。综上所述,1型糖尿病是因为患者具有某种特殊的遗传基因,具有这种基因的人较容易产生针对自身胰岛细胞的免疫反应,如无外在因素影响,其可能不发病,而一旦被外在因素(如病毒感染)所激发,就会引起自身免疫反应，损伤胰岛细胞，慢慢地把自身的胰岛素破坏掉。当胰岛被破坏至其所分泌的胰岛素不能满足机体的需要时，就表现出糖尿病。

2 型糖尿病的病因除了遗传和感染因素外，还有肥胖因素。20 世纪 70 年代末，我国糖尿病的患病率仅为 0.68%。改革开放后，随着生活水平的提高、劳动强度的降低，糖尿病的患病率成倍增加，有统计约达 2.6%，城市中更高。这说明由于生活水平的提高，摄入量增加，而劳动强度降低，能量消耗减少了，就使过多的能量以脂肪的形式贮存起来，引起肥胖。此外在临床上，儿童 2 型糖尿病日益增多，且 2 型糖尿病患儿多为肥胖，均说明肥胖是 2 型糖尿病的重要因素。有些人按身高、体重来计算，可能不是肥胖，但体脂是增加的，特别是那些腹部脂肪过多（即腰围比臀围大），被称为男性型肥胖或苹果型肥胖者更易患糖尿病。因此，2 型糖尿病的发病是由于肥胖或基因异常等因素使周围组织对胰岛素的敏感性降低，这时胰岛就要分泌更多的胰岛素来满足机体需要，如果没有基因异常，胰岛功能就能很好地代偿，可不发生糖尿病；如果存在某种基因异常，胰岛无法完成代偿，胰岛虽分泌增加，但仍满足不了需要，就会发生糖尿病。

(2)继发性糖尿病：其病因主要有以下 3 个：①能引起升糖激素分泌增加的内分泌疾病都会引起糖尿病。常见的有胰高血糖素过多性糖尿病（如胰岛 A 细胞瘤）、分泌过多生长激素的肢端肥大症、分泌过多儿茶酚胺的嗜铬细胞瘤、分泌过多皮质醇的库欣综合征、妊娠期糖尿病等。②胰腺疾病引起胰岛素分泌减少会引起糖尿病。常见的有胰腺结石、慢性胰腺炎、胰腺癌、胰腺创伤切除、胰腺纤维钙化等。③药物或毒物引起的糖尿病。如烟酸、噻嗪类利尿药、糖皮质激素、链脲霉素等。

5. 糖尿病的中医分型

糖尿病的中医辨证分型方法很多,如按"三消"辨证分型、按八纲辨证分型、按气血津液辨证分型、按脏腑辨证分型等。

(1)按"三消"辨证分型:可分为上消、中消、下消3型。

(2)按八纲辨证分型:可分为阴虚型、阳虚型、阴阳两虚型。

(3)按气血津液辨证分型:可分为湿热型、痰湿型、血瘀型、气滞血瘀型、气虚血瘀型、气虚型、气阴两虚型等。

(4)目前临床通用的分型:根据1994年6月由国家中医药管理局发布的《中医病证诊断疗效标准》中对糖尿病的辨证分型,可分为下述5型:①胃燥伤津型。消谷善肌,大便秘结,口干欲饮,形体消瘦,舌红、苔黄,脉滑有力。②燥热伤肝型。烦渴多饮,口干咽燥,多食易饥,小便量多,大便干结,舌红、苔薄黄,脉散。③阴虚阳浮型。尿频量多,烦渴面红,唇红口干,呼吸深快,或神志昏迷、四肢厥冷,苔灰或焦黑,脉微数疾。④肾阴亏虚型。头晕目眩,视物模糊,口干唇燥,耳鸣腰酸,失眠心烦,尿频量多、混合脂膏,舌红、无苔,脉细弦数。⑤阴阳两虚型。面色黧黑,耳轮枯黑,腰膝酸软,畏寒面浮,尿频、饮多少尿多少、色混如膏,阳痿或月经不调,明显消瘦,舌淡苔薄,脉细沉无力等。

6. 糖尿病的西医分型

西医对糖尿病的临床分型方法有多种，如按体重分型，可分为肥胖型、消瘦型和正常型；按发病年龄，可分为幼年型和成年型；按血糖波动情况，可分为稳定型和不稳定型；按病因，可分为原发型和继发型；按轻重程度，可分为轻、中、重3型。此外，还有营养不良性糖尿病等。

1997年，美国糖尿病协会（ADA）提出了修改糖尿病诊断及分类的建议。新的分类法主要将糖尿病分成四大类型，即1型糖尿病、2型糖尿病、其他特殊类型糖尿病和妊娠期糖尿病。

临床上，按病情分型，可分为轻、中、重3型：①轻型。多见于发病年龄在40岁以上的中老年糖尿病患者，发病前有肥胖史，临床症状较轻，一般有口渴、多饮、多食及体重减轻等情况，病情稳定，很少发生酮症酸中毒，血糖多维持在11.1毫摩/升以下，用控制饮食和口服降糖药物治疗就能基本控制病情。②中型。多见于成年人，症状较轻型明显，血糖在11.1～16.6毫摩/升之间，病情尚稳定，一般不发生酮症酸中毒，治疗得当可转为轻型，如治疗不当则可发展为重型。③重型。多见于青少年，起病急、病情重，可因病久未认真恰当治疗，病情未得到妥善控制而加重。“三多一少”症状明显，血糖多在16.6毫摩/升以上，病情不稳定，易发生酸中毒，也易发生低血糖反应。血糖波动大，一般治疗方法较难控制病情，必须用胰岛素治疗。

7. 糖尿病的典型临床表现

糖尿病的病情轻重差别很大。有些轻症或发病早期可无自觉症状，在普查、体检或因患其他病而检查尿常规或血糖时才被发现。重者则有明显的临床表现，最典型的症状为“三多一少”，即多饮、多食、多尿及体重减轻（消瘦乏力），多见于1型或2型较重的患者。

（1）多饮：是指口干口渴，饮水量多，饮不解渴，每日饮水量与尿量相当，甚至可喝8 000～12 000毫升之多。中医学认为，多饮之证可因外感燥热或内伤七情，郁而化火，或肺胃热邪、化火化燥，灼津耗阴而致多饮；或心热肺移，致燥火伤肺，肺津被灼，不能输布而出现烦渴引饮；或素嗜酒糟肥甘，内外湿热结合，熏蒸肺胃致肺津不布，胃津不上承而水液直趋于下，故烦渴引饮。西医学认为，由于多尿失水，血液变浓，渗透压增高，刺激下丘脑的口渴中枢，患者就感到口渴喜饮，尿越多，口渴就越严重，喝水也就越多。

（2）多食：为食量多而易饥。每餐量多，甚至餐后一两个小时就感到饥饿难耐，总有吃不饱的感觉。中医学认为，多食多因嗜食烹炸厚味、辛辣之品，蕴酿成热，积于中焦，胃中阳热亢盛，则化燥伤津，津耗液枯，故时欲食以资养而多食；或移热于胃加重其燥热，而善食易饥、大便不通；或素体盛热，或外感化热，蕴结二阳，胃热化燥灼津消谷，大肠燥热，便结不通。西医学认为，由于从尿中失去了糖分，加上患者胰岛素绝对或相对不足，葡萄糖在体内不能利用，机体能量显著缺乏，因而多食易饥。此时，往往容易产生恶性循环，尿糖越多，饥饿感越明显，吃得越多，血糖就越高，尿糖也就越多。

(3)多尿：是指尿量和尿次增多。每日尿量可达3 000～5 000毫升，甚至8 000～10 000毫升；尿次也明显增多，日达10余次，甚至数十次。中医学认为，糖尿病多尿者，多见于热灼肾阴，阴亏阳亢，不能束津液而反输于下，致使小便频、数量多，且浊如脂膏；也见于阴损及阳，肾阳亦虚，气化失常，津不化气而尿频量多。即阳不化气则水精不布，水不得火则有降不升，故直入膀胱而饮一溲二；或肥甘酒糟，化生湿热，蕴结小肠膀胱，秘别与气化失司而致尿频量多之下消。西医学认为，由于胰岛素相对或绝对不足，使得葡萄糖不能很好地被利用，以致血糖升高。正常人的肾糖阈为10毫摩/升，当血糖超过肾糖阈时，葡萄糖就会从肾脏排出，所以出现糖尿。由于葡萄糖是晶体，在肾小球滤出时，尿的渗透压增高，肾小管回收减少，形成高渗性利尿，故尿量及尿次均增多。

(4)体重减轻(消瘦乏力)：糖尿病患者最常见的症状就是体重减轻、消瘦乏力。中医学认为，糖尿病的发生是由于五脏柔弱所致，特别是责之于胃(脾)、肺、肾三脏。胃(脾)为水谷之海，气血生化之源。胃中燥热则耗津灼液，虽多食以资，但所食之物随火而化，水谷精微消耗过多，不能正常提供机体生命所需之气血津液，肌肉不得其养，且脾病又不能正常运化、散津，故形瘦乏力；肺燥伤津耗气，不仅不能多饮自救，而且不能散精微营养全身；如脾虚日久，则五脏皆虚，特以肝虚不能藏血，肾虚无精可藏且不能闭藏，多尿失糖、精血匮乏，则形容枯槁、羸瘦神疲。西医学认为，由于葡萄糖在尿中丢失，患者体内胰岛素不足，不能充分利用葡萄糖，因而身体就动用自身的脂肪和蛋白质来补充能量，即蛋白质、脂肪分解增强，消耗增多，因而导致体重减轻；由于代谢紊乱，不能正常释放能量，组织细胞失水，电解质异常，使患者感到乏力，精神不振。

8. 糖尿病的非典型临床表现

有些糖尿病患者(如 2 型糖尿病，特别是老年患者或成年肥胖型患者)可能没有“三多一少”之典型临床表现，或为非典型的临床表现而没有引起重视。

(1)无明显原因，但在餐前经常出现心慌、乏力、自汗，甚至颤抖、有明显饥饿感等症状。

(2)近期内逐渐消瘦或体重减轻而又无明显原因可查，特别是肥胖者近期明显消瘦。

(3)反复皮肤感染如疖、痈等，治疗效果不好，或肢体溃疡日久不愈。

(4)无明显原因出现视力下降、视物模糊而且眼睛干涩不适。

(5)女性外阴瘙痒或尿频、尿急、尿痛，经妇科治疗与抗感染治疗效果不佳。

(6)无明显原因而出现的男子阳痿、女子闭经或月经紊乱、性欲减退，治疗效果不佳。

(二)糖尿病的诊断及并发症

1. 常用实验室检查

糖尿病的常用实验室检查主要有血液检查和尿液检查

两大方面。

(1)血液检查:包括血糖、葡萄糖耐量试验、胰岛素释放试验、C肽测定、糖化血红蛋白测定及血酮体测定等。

①血糖。正常人空腹全血血糖为3.3～6.1毫摩/升,血浆血糖为3.3～6.9毫摩/升,餐后1小时血糖可上升至10毫摩/升,餐后2小时则恢复到7.8毫摩/升以下。由此可见,人们在每日三餐饭后,有6个小时血糖升高,其余18小时都在空腹血糖水平。2型糖尿病患者,轻、中症者空腹血糖可正常,餐后2小时可超过11.1毫摩/升,重症者可显著升高,常在11.1～22.2毫摩/升范围内,有时高达33.3毫摩/升以上。

②葡萄糖耐量试验。正常人一次大量摄入葡萄糖后,血糖浓度不会超过8.86毫摩/升,2小时内可恢复到正常水平。因此,临床上对疑有糖尿病而空腹血糖正常者,可做葡萄糖耐量试验,但已确诊为糖尿病的患者不需做也不应做此试验,以免加重病情。试验前3日进高糖饮食(每日进相当于300克葡萄糖的碳水化合物食物),并停用会影响此试验的药物(如口服降糖药、避孕药、氢氯噻嗪、普萘洛尔等)。试验当日不吸烟、不喝咖啡,避免剧烈体育活动,清晨空腹抽血测血糖,再口服75克葡萄糖(儿童按1.5克/千克体重计算)。服糖后30、60、100、180分钟各抽血一次送检血糖,同时按以上时间测尿糖定性。正常人的空腹血糖不超过6.6毫摩/升,服75克葡萄糖后血糖迅速上升,高峰出现在30～60分钟,浓度不超过11.0毫摩/升。100分钟后恢复至空腹水平或稍高,但不应超过7.78毫摩/升。如空腹血糖≥7.77毫摩/升或服糖后120分钟血糖≥11.0毫摩/升,可

诊断为糖尿病；如空腹血糖＜7.77毫摩/升，服糖后血糖为7.77～11.1毫摩/升，则诊断为葡萄糖耐量减低。

③胰岛素释放试验。通过胰岛素释放试验，可有助于糖尿病的早期诊断、分型和治疗。试验时，进食100克面粉做成的馒头，空腹及进食后30、60、100、180分钟各抽血一次测定胰岛素。如空腹胰岛素低于正常或测不出，且进食后仍不增高者，表示胰岛功能衰竭或严重破坏，提示为1型糖尿病，需要用胰岛素。如空腹胰岛素正常、增高或稍低，进食后有增高，但高峰延迟，提示为2型糖尿病，只需单独饮食治疗或服用降糖药物，就可获得良好控制。

④C肽测定。C肽也叫连接肽，与胰岛素以等分子数从胰岛分泌出来，故测定C肽与胰岛素有同样的意义。国内正常人为0.32±0.14皮摩/升(pmol/L)，1型糖尿病患者为0.064±0.05皮摩/升，2型糖尿病肥胖者为0.88±0.47皮摩/升。

⑤糖化血红蛋白测定。正常人的糖化血红蛋白＜7.0%(4.99%～6.79%)。糖化血红蛋白是葡萄糖与红细胞中的血红蛋白结合的产物，其量的多少与血中葡萄糖的含量高低呈正比关系，可间接反映血糖浓度的改变，并反映了机体糖代谢的状态。当糖化血红蛋白＞11.5%时，说明患者存在着持续性高血糖，往往出现在糖尿病肾病、动脉硬化、白内障等并发症中。此项指标是一项数据较客观、说服力较强的生化检查，临床上经常以此项指标来了解患者近阶段的血糖情况，以及糖尿病慢性并发症的进展情况，一般每3个月测一次。

⑥血酮体测定。血中酮体是反映体内胰岛素作用不足

程度的重要代谢指标。正常人总酮体为100～300纳摩/升。空腹血糖值越高，酮体水平也越高，故应重视酮体定量。

(2)尿液检查：尿液检查包括尿糖、尿微量白蛋白、尿酮体测定等。

①尿糖。正常人每日尿糖排量为30～93毫克，一般葡萄糖常规性检查查不出来，呈“阴性”反应。当尿中每日排出的糖量＞150毫克时，尿糖呈阳性反应，称为“糖尿”。尿糖测定方法较多，如班氏法定性、葡萄糖氧化酶试纸法半定量及24小时定量等。

②尿微量白蛋白。正常值为40～80毫克/24小时，这是预测早期糖尿病肾病有价值的诊断措施，常用放射免疫法或免疫分析法。

③尿酮体测定。正常人每日由尿中排出酮体为40～50毫克，用一般方法不能测出，当血中酮体超出机体利用时，则酮体从尿中排出。检查时尽量用新鲜尿，至少要在排尿24小时内进行酮体测定。酮体见于因胰岛素供应不足而出现糖尿病酮症酸中毒时、重症或饮食失调（尤其是进高脂肪食物），或因感染、高热、进食很少（饥饿性酮症）等情况。

2. 糖尿病的诊断

由于糖尿病是一种慢性疾病，诊断确定后需长期治疗，故诊断应慎重。糖尿病的诊断要依据症状及实验室检查（如尿糖、血糖）等。

1997年，世界卫生组织（WHO）和美国糖尿病协会提出了新的糖尿病诊断标准：①有明显的症状如“三多一少”（多饮、多食、多尿及消瘦），视物模糊等，随时查血糖≥11.7毫摩/升。②空腹血糖≥7.8毫摩/升(空腹是指早餐前,且至少8小时内未进含能量的食物)。③行口服葡萄糖耐量试验,即口服葡萄糖75克后2小时的血糖≥11.1毫摩/升。满足以上三项中的任何一项,即可考虑为糖尿病,但必须复查一次(不需同一项目),若仍符合标准,即可诊断为糖尿病。

3. 糖尿病的危害

糖尿病的危害是十分严重的,这是由于过高的葡萄糖可经血液的流动影响到全身各部位,如果糖尿病不能很好地控制住,就有可能产生许多并发症,影响到全身组织器官,甚至连指甲、头发等也难免。糖尿病的危害主要表现为各种急、慢性并发症,急性并发症处理不及时可危及生命,病程较长、控制较差的糖尿病则常伴有各种慢性并发症。

糖尿病的急性并发症有两种,一是由糖尿病本身引起的或在进行降糖过程中发生的,如糖尿病酮症酸中毒、高渗性非酮症糖尿病昏迷、乳酸性酸中毒及低血糖反应等;二是与糖尿病密切相关(糖尿病控制不好时更容易发生),但并非糖尿病直接引起的,如并发各种感染(包括疖、痈等皮肤化脓性感染,肾盂肾炎和膀胱炎等尿路感染,真菌性阴道炎,肺结核,胆囊及胆管炎,胆石症,牙周炎,牙龈溢脓及鼻窦炎等)。

慢性并发症可遍及全身重要器官,是患者血糖长期控制不佳导致大血管病变、微血管病变及神经病变的结果。糖尿病慢性并发症常见的有:糖尿病心脑血管病(高血压、心脏病、脑梗死等),糖尿病肾病,糖尿病眼病,糖尿病足部及皮肤病变(间歇跛行、下肢疼痛、足部坏疽及皮肤溃疡等)。

糖尿病是一种慢性、全身性、代谢性疾病，由于其发病率高、难治愈、并发症多，故其危害性甚大，急性并发症如不及时处理可危及生命；慢性并发症是造成糖尿病患者日后致残、致死，以及生活质量下降的主要原因。临床有报道，在糖尿病的死因中，慢性并发症占75.6%。其中，缺血性心脏病是糖尿病患者死亡的最主要原因，其次为糖尿病脑血管疾病及糖尿病肾病。

总的来说，糖尿病对人类健康的危害包括：①一般人一生患糖尿病的概率为2%～12%。②患糖尿病后，直接用于医疗方面的花费，包括时间、药物、康复、护理和其他服务性工作及物质需要大大增加，其他花费如退休金、医疗费及由于残疾或夭亡而丧失的生产能力的报酬也大大增加。③与年龄相当的一般人相比，住院人数增加2倍。④易导致其他慢性损害，如各种感染、神经病变及性功能障碍等。⑤心脏病及脑卒中（中风）者增加2～3倍。⑥失明者比一般人多10倍。⑦坏疽和截肢比一般人约多20倍。⑧死亡率增加2～3倍。

糖尿病对人类的危害是十分严重的。但是，如果能早期发现、早期治疗、严格控制，就可以预防各种并发症的发生和发展。只要患者不随意停药，发生急性并发症后能及时到医院看病，治疗及时、正确，绝大多数患者的病情都能得到有效控制，死于急性并发症的患者也可明显减少。患者如果能长期有效地控制血糖、血脂和血压，定期对心脑血管、眼、肾脏、神经等进行评估，及时监测糖尿病各种慢性并发症的情况，就能阻止或延缓慢性并发症的发生和发展，使死亡率降低，寿命延长，生活质量得到提高。

4. 糖尿病酮症酸中毒

糖尿病酮症酸中毒，是指糖尿病患者在各种诱因如感染、创伤、手术、妊娠和分娩、饮食不当、胰岛素治疗中毒或不适当减量及胰岛素抗药性等的作用下，血清中胰岛素水平极度降低，造成蛋白质、脂肪及水、电解质失调而导致的高血糖、高血酮、酮尿、脱水、电解质紊乱、代谢性酸中毒的一个症候群，主要表现为糖尿病症状加重，恶心呕吐、食欲下降、呼吸深快、呼气有酮味（烂苹果味）、尿量减少、皮肤干燥发凉、心率加快、脉搏细弱、血压下降，甚至嗜睡、昏迷等。如未能及时诊断、及时治疗，则死亡率很高。此症多见于1型糖尿病患者（因为此类患者有自发性糖尿病酮症酸中毒倾向），而2型糖尿病患者则可在上述诱因作用下发生，有时也可无明显诱因。

糖尿病酮症酸中毒虽然可怕，但只要坚持规律的饮食、运动，正确地采用药物或胰岛素治疗，是完全可以预防的。预防原则为积极治疗糖尿病，尽量防止诱发因素的发生。具体措施如下：①积极治疗糖尿病，坚持长期严格控制血糖，不随意中断胰岛素的治疗，尤其不能盲目听信所谓“偏方”及“秘方”。②防止多种诱发因素的发生，主要是预防感染、避免过度劳累及精神创伤，如出现各种应激状态（如严重感染、急性心肌梗死、外科危重症手术等），需及时与糖尿病专科医生联系并调整治疗。③坚持必要的血糖和尿酮体监测，如血糖持续高于13毫摩/升，应监测尿酮体。④如糖尿病患者出现“三多一少”症状加重，如极度口渴、食欲缺乏、恶心呕吐及腹部不适、呼吸深长且呼出气体有“烂苹果味”时，要高度警惕，及时送医院检查和治疗。

5. 高渗性非酮症糖尿病昏迷

高渗性非酮症糖尿病昏迷（简称高渗性昏迷）是糖尿病急性并发症之一，常发生于50～70岁老年人，平均发病年龄在60岁以上，男女发病率大致相同。大约2/3的患者在发病前无糖尿病病史，或者仅有轻度症状。本病是以高血糖（大于33.3毫摩/升）和血浆渗透压升高，伴有不同程度神经障碍或以昏迷为主的临床综合征。常见诱因为感染，急性胃肠炎，胰腺炎，脑血管意外，严重肾脏疾患，血液或腹膜透析，不合理限制水分，应用某些药物（如β-受体阻滞药、免疫抑制药、糖皮质激素、噻嗪类利尿药等）；也可因误诊而输入葡萄糖液，或因口渴而大量饮用含糖饮料而诱发或促使病情恶化的。

本病的临床表现为糖尿病症状加重，最初几天里尿量增多，饮水增多，头晕，疲乏无力，但饮食并无明显增加，通常没有引起患者或家属的注意，从而贻误了就医的时机，使病情加重；随着病情的发展，患者脱水日趋严重，就会出现烦躁、精神恍惚、反应迟钝、表情淡漠，甚至昏迷等神经系统症状，几天之内患者可见有明显的眼窝凹陷、皮肤干燥皱缩且缺乏弹性、心跳加快、血压下降、尿量减少等。一旦发生高渗性昏迷，就会对患者的生命构成极大的威胁，病死率可高达40%。

对于高渗性昏迷重在预防，应从防止各种诱发因素着手。具体措施为：①加强宣传。对糖尿病知识要做广泛的宣传，要及时发现和正确治疗糖尿病，这是整个预防的重中之重。②合理起居。生活起居力求合理、有规律，注意锻炼。③多喝水。平日要注意多喝水，不要限制饮水。④及时治疗。老年患者得了小病要及时治疗并防止其变化，避免大病、重病的发生。⑤血糖监测。发现有任何不适时，应加强血糖监测，并注意观察是否有高渗性昏迷的迹象，做到早发现、早诊断、早治疗。

6. 糖尿病性高血压

糖尿病患者并发高血压的发病率为非糖尿病者的2倍。国外糖尿病患者中高血压的发病率可高达40%～80%，国内为28.4%～48.1%。目前临床已发现，糖尿病患者并发的高血压不仅发病率高、发病早（其患病率高峰比正常人提早2～10年），而且随着年龄的增长而不断增加。本病是以体循环血压升高为主的综合征，主要有不伴糖尿病肾病的高血压、伴糖尿病肾病的高血压（又称糖尿病性高血压）和糖尿病性自主神经病变的高血压3种类型，但均为症状性（继发性）高血压。

糖尿病患者容易并发高血压的原因，可能与遗传因素和胰岛素抵抗两个方面有关。前者指高血压与2型糖尿病、胰岛素抵抗可能有共同的遗传基础，后者则指2型糖尿病患者普遍存在的胰岛素抵抗。胰岛素抵抗可使细胞内钙离子浓度增加，使血管平滑肌对加压物质反应性增加，使血压升高。众所周知，胰岛素是降血糖激素，但在胰岛素抵抗的患者体内，胰岛素不能发挥正常的降血糖作用，导致血糖升高引起糖尿病，而高血糖又会刺激胰岛分泌更多的胰岛素，从而造成高胰岛素血症。血中胰岛素过高可刺激交感神经，使血管收缩；使血脂增高，促使动脉粥样硬化；促进肾小管对钠的重吸收，引起钠潴留。上述诸因素均可促使血压增高。

糖尿病性高血压早期，仅在精神紧张、情绪波动或劳累后出现血压升高；随着病情的发展，血压明显升高，从而出现头痛、头晕和头胀等高血压常见的神经症状；久而久之，可出现心、肾、眼底等器质性损伤和功能性障碍。

糖尿病患者一旦合并高血压，最大的危险是加速大、中动脉粥样硬化，这不仅能促使糖尿病肾病及视网膜病变的发生和发展，而且使糖尿病患者更易发生心肌梗死、脑血管意外及周围血管疾病，增加糖尿病患者的死亡率。因此，糖尿病患者要定期监测血压，如发生高血压，应积极治疗，使血压控制在130/80毫米汞柱以下。

7. 糖尿病性心脏病

糖尿病性心脏病（简称糖心病）是指糖尿病患者并发的心血管疾病，包括高血压及冠心病、糖尿病性心肌病变、心血管自主神经病变等。以往对糖尿病的心脏病变仅关注冠心病，其实糖心病可更多累及心肌、营养心肌的小血管及自主神经。

糖心病是糖尿病并发的心血管病变之一，也是老年性糖尿病患者最常见的并发症，它属于大血管病变。据国外文献报道，糖尿病并发冠心病者是非糖尿病并发冠心病者的2～3倍，发病率为40％～52％，死亡率为40％～70％；国内的发病率为34.8％～38％。糖尿病心肌病变，主要是由心脏微血管病变和心肌代谢紊乱导致心肌广泛性坏死等损伤而引起，它可诱发心律失常、心源性休克、心力衰竭，甚至猝死。

糖心病的临床表现特点为：①休息状态下出现心动过速，即心率每分钟大于90次。②发生心肌梗死时常为无痛性，因其症状不典型而易误诊或漏诊。糖尿病患者发生急性心肌梗死远多于非糖尿病患者，病死率高达30%～50%。③患者从卧位或蹲位起立时会出现体位性低血压，即因血压突然降低而出现头晕、黑蒙，甚至意识丧失。④糖心病患者可因各种感染、手术麻醉及应激等导致突然猝死，即严重心律失常或心源性休克，患者仅感短暂胸闷、心悸后即迅速发展为严重休克或昏迷状态，以致死亡。

糖心病是一个缓慢而隐匿的过程，往往在出现症状前已有一定的功能损害。因此，一旦2型糖尿病得以确诊，就应进行糖心病的防治，只要严格纠正糖代谢紊乱，有效降低高血糖的不良影响，认真控制各种危险因素（如肥胖、吸烟、高血压、高血脂等），就可以积极有效地改善心肌功能，防止糖心病的发生。

8. 糖尿病性脑血管病

糖尿病性脑血管病，系指糖尿病所并发的脑血管病变。根据其病变性质，可分缺血性脑血管病和出血性脑血管病两大类，前者有一过性脑缺血发作、脑血栓、脑栓塞、腔隙性脑梗死等；后者又称脑溢血，虽较少见，而一旦发生，病情危重，变化迅速，主要有头痛、呕吐、昏迷及偏瘫等症状，严重者可出现脑疝及消化道出血等。无论是脑血栓还是脑出血，均严重威胁患者的生命安全，是糖尿病患者致死、致残的主要原因之一。

据国外报道，糖尿病患者并发脑血管病的发病率为非糖尿病患者的2～5倍，占糖尿病患者的20%～30%。国内资料表明，糖尿病并发脑血管病占糖尿病患者的5.2%～47.8%；40岁以上的糖尿病患者合并脑动脉硬化为正常人的2倍，脑卒中发生率为非糖尿病患者的5倍，脑梗死为非糖尿病患者的4倍。病史在5年以下的糖尿病患者，脑动脉硬化的发生率为35%；病史在5年以上的糖尿病患者，脑动脉硬化的发生率为70%，且动脉硬化程度亦较为严重，可广泛累及心、脑、肾、下肢、视网膜血管。

临床上，糖尿病并发脑血栓形成比脑出血多见，并且可反复出现小中风，或者完全无中风发作而表现为假性延髓麻痹。糖尿病患者脑梗死的发病率是同年龄组其他人群的2倍以上，病死率也高于非糖尿病患者。糖尿病患者的脑血管病损主要是颅内椎动脉粥样硬化。

病程长的糖尿病患者由于脑血流自动调节功能受损、局部脑血流量减少、微血管内皮细胞功能失调、红细胞聚集性增强、红细胞变形能力减弱等因素，促使其血液处于高凝状态，动脉壁粥样硬化及微小血管循环障碍，临床表现为脑血管病反复轻度发作，或无明显急性发作而出现偏瘫、共济失调、痴呆、震颤、麻痹等。

9. 糖尿病肾病

糖尿病肾病是糖尿病最严重的微血管并发症之一。它是由糖尿病所致的肾小球微血管病变而引起的尿蛋白过滤与排泄发生异常，最终可发展成尿毒症，也是糖尿病患者尤其是幼年发病患者死亡的主要原因之一。据文献报道，1 型糖尿病患者并发肾病率比正常人高 40%；经胰岛素治疗好转者仍比正常人高 20%～25%。

根据病理变化，本病可分为 3 种类型：①结节性肾小球硬化型病变，有高度特异性，为糖尿病肾病特有的肾脏并发症。②弥漫性肾小球硬化型病变，为最常见，对肾功能影响大，但特异性较低。③渗出性病变。

糖尿病肾病的发生发展可分为 5 期：①Ⅰ期。为糖尿病初期，肾脏体积增大，肾小球内压增高，肾小球滤过率升高。②Ⅱ期。肾小球毛细血管基膜增厚，尿白蛋白排泄率（AER）多数在正常范围（正常人＜10 微克/分）。③Ⅲ期。早期肾病，出现微量蛋白尿，即 AER 持续在 20～200 微克/分。④Ⅳ期。临床肾病，尿蛋白逐渐增多，AER＞200 微克/分，持续出现蛋白尿，肾小球滤过率下降，可伴有水肿和高血压，肾功能逐渐减退。⑤Ⅴ期。终末肾期，因肾功能不全，血中肌酐和尿素氮开始升高，除了血压显著升高和水肿外，还可出现贫血；如果血肌酐超过 8 毫克/分升，患者就可出现肾衰竭，并发生尿毒症。糖尿病肾病可存在多年而无自觉症状，轻型糖尿病患者尿蛋白可为阴性或表现为间歇性的微量蛋白尿，随着糖尿病肾病的发展，可逐渐表现为持续重度蛋白尿。此时，肾脏损害已经严重，预后不良。糖尿病肾病的临床表现有：蛋白尿（是本病的主要标志）、水肿、贫血、高血压、肾功能异常，并发视网膜病变及周围神经病变。糖尿病肾病通常与糖尿病性视网膜病变、神经病变并存，称为糖尿病“三联病变”。一般来说，肾病越严重，其他并发症的发病率就越高，进行性糖尿病肾病中，100%合并视网膜病变。

大量的临床和实验研究已证明，糖尿病肾病的早期是可逆的，但由于其发病隐匿，早期往往不易被人们所重视，当出现一系列晚期征象时，治疗就困难了。因而，预防糖尿病肾病的重要性远远胜过其治疗。具体措施如下：①消除病因。严格控制血糖，使其长期维持在正常范围内，以消除因血糖持续升高而促发糖尿病肾病的发生。②调节饮食。应给予低蛋白质、低盐饮食，限制盐的摄入（＜5 克/日），以减少肾脏负担。③定期监测血糖和尿蛋白，以便早期发现肾功能的损害情况。④维持正常血压。将血压控制在 130/80 毫米汞柱以下，以防高血压加速肾病的进展。⑤避免使用对肾脏有损害的降糖药，尽量不用双胍类降糖药及除格列喹酮（糖适平）以外的磺脲类降糖药。⑥并发感染时，避免使用对肾有毒性的抗生素（如氨基苷类）。

10. 糖尿病性视网膜病变

视网膜病变，既是糖尿病微血管病变的重要表现之一，也是糖尿病患者失明的主要原因。据统计，糖尿病患者失明率高于非糖尿病患者 10～25 倍，而糖尿病性视网膜病变占糖尿病眼部并发症致盲率的 80%。1980 年协和医院对 662 例糖尿病患者统计，视网膜病变的发生率为 51.3%；1981 年前，上海医科大学华山医院统计 435 例糖尿病患者的视网膜病变发病率为 37.2%。患者年龄越大，失明率似乎越高。40 岁左右确诊的糖尿病患者，在 50～60 岁因视网膜病变致盲者为 3.0%，60～70 岁失明率为 3.3%，而 60 岁左右确诊者在 70～80 岁失明率为 3.7%，2 型比 1 型糖尿病更为常见。另有调查发现,4年以下糖尿病并发视网膜病变率为4%,10年以下为62.5%。可见糖尿病性视网膜病变常发生在糖尿病病情长期控制不好的病例中。国外资料表明,糖尿病是欧美26～60岁患者最常见的失明原因。美国已有15.4万人失明,每年约有9%的增长率,失明者中糖尿病患者比非糖尿病患者多25倍。

糖尿病性视网膜病变为慢性进行性致盲眼病,这是由于糖尿病可引起全身微血管发生病变。视网膜血管属微小血管,当视网膜血管发生病变时,就会出现血管扩张和闭锁,血管扩张会引起视网膜水肿、渗出和出血,血管闭锁则会引起视网膜缺血,视网膜对缺血的反应是代偿性形成新生血管。由于新生血管是不正常的血管,故可发生反复的视网膜、玻璃体出血和导致增殖性视网膜炎,使患者视力严重下降甚至失明。

为了预防糖尿病性视网膜炎的发生,糖尿病患者一定要定期(至少每年1次)到医院检查眼睛(包括视力与眼底检查),当视力出现下降时,应立即去医院诊治。此外,还应积极采取以下预防措施:①保持血糖正常,防止血糖过高。②保持血压在正常范围,防止因血压过高而促使血管硬化。③如已有糖尿病性视网膜病变,需避免剧烈运动,以免加重视网膜出血。④积极治疗高血脂,避免因脂质在黄斑蓄积引起中心视力丧失而导致失明。

11. 糖尿病性神经病变

糖尿病性神经病变为糖尿病最常见的慢性并发症之一,可影响全身,累及神经系统各部分,是糖尿病在神经系统发生的多种病变的总称。近年来，由于检查手段的提高，其发病率可达70%以上，儿童发病率<2%，16岁以下为2%～15%，30岁以下为5%，30岁以上为50%，50岁以上为70%，50～60岁为高峰年龄组。糖尿病性神经病变，主要由微血管病变及山梨醇旁路代谢增强使山梨醇增多所致。其病变部位以周围神经最常见，通常为对称性，下肢较上肢严重，病情进展缓慢。临床表现为肢端感觉异常，分布如袜子或手套状，伴麻木、针刺、灼热或踏棉垫感，随后呈现肢体痛，表现为隐痛、刺痛或烧灼痛，夜间或寒冷季节加重，有时伴痛觉过敏。后期可有运动神经受累，出现肌力减退、肌肉萎缩或瘫痪。肌肉萎缩多见于手足、小肌肉或大腿肌，体检可见腱反射减弱或消失。触觉、温度觉也有不同程度的降低，故在受到寒冷、高温或刺伤等外界刺激时不能有正常的感觉，不能立即采取自我保护措施。在出现上述临床表现前，电生理检查可见感觉、运动神经传导速度减慢。有的表现为心血管自主神经功能失调或胃肠功能失调，有的还可出现直立性(体位性)低血压、持续心动过速及便秘、腹泻等。

12. 糖尿病并发感染

糖尿病并发的感染可涉及全身多个系统。

(1)皮肤：①细菌性感染。如疖、痈等，在糖尿病患者的发生率远高于非糖尿病患者，常成为检出糖尿病的线索。②皮肤瘙痒症。由于高血糖刺激神经末梢，可引起糖尿病患者皮肤瘙痒；外阴部因有尿糖的刺激和局部感染的影响，则瘙痒更为明显。有人统计，瘙痒症在糖尿病患者的发生率可高达7%～43%。③真菌感染。手癣、脚癣、甲癣、股癣及外阴白色念珠菌病等真菌感染，在糖尿病皮肤病变中占首位，也远多于非糖尿病患者。

(2)泌尿系统：尿路感染、肾盂肾炎、前列腺炎等。

(3)肝胆系统：如胆道感染、胆囊炎、急性和慢性肝炎等。

(4)呼吸系统：如肺炎、肺结核、肺脓肿等。

(5)其他：如牙周炎、咽炎、扁桃体炎、胰腺炎、阑尾炎、败血症等。糖尿病患者在接受手术后发生感染的危险性比一般人高。

糖尿病是一种全身性疾病，患者体质下降，对感染的抵抗力减弱而易发生感染。具体原因如下：①患者体内的高血糖环境有利于细菌生长繁殖，而长期高血糖使得白细胞吞噬细菌的能力低下，降低了预防感染的能力。②体内的抗菌物质和组织修补的物质主要是蛋白质，而糖尿病患者蛋白质合成减少、分解增多，造成组织损伤后不易修复。③糖尿病患者容易并发血管病变，引起血流障碍，影响了白细胞的吞噬功能，故易引发感染；又由于血流量下降，组织缺血缺氧，有利于厌氧菌的生长，易导致组织坏死和坏疽。④糖尿病易并发周围神经病变，即引起四肢末端麻木、感觉迟钝，且不易早期发现而容易发生感染。

糖尿病并发感染应及时发现和处理，即使很小的感染病灶也不可掉以轻心以致延误治疗，而应给予足够的重视。为有效地控制糖尿病并发感染，最根本的办法是：①积极治疗糖尿病，纠正糖代谢紊乱，减少感染机会。②注意卫生，勤刷牙，勤洗澡，勤换衣，保持手、足及头发的卫生，及时治疗鸡眼、胼胝及脚癣、甲癣等感染，以防细菌入血引发菌血症和败血症。妇女还应保持外阴清洁。③注意饮食卫生并控制饮食。④一旦有急性感染，应及时去医院诊治，必要时增加胰岛素用量以防止病情恶化。未用胰岛素治疗者，先减少饮食，必要时应用胰岛素治疗。

13. 糖尿病并发糖尿病足

糖尿病足，又称糖尿病肢端坏疽，是糖尿病患者常见的慢性致残性并发症，大多发生在病程5年以上的患者，男性多见。在糖尿病患者中有10%可出现本病，而在糖尿病足中有5%～10%需要截肢，占所有非创伤性截肢的50%以上。

引起糖尿病足的原因是以下3个因素共同作用所致：①缺血。糖尿病患者下肢血管易发生动脉硬化、狭窄等病变而导致缺血。②神经病变。因下肢末梢神经病变出现感觉迟钝，不能及时发现足的破溃。③感染。糖尿病皮肤出现特异变化，如皮肤干燥无汗、皮脂腺缺乏，使皮肤抵抗力下降而出现感染。

糖尿病足的临床表现：①下肢疼痛。肢端感觉异常，如肢端凉或水肿、灼痛、麻木，出现“间歇性跛行”与“下肢休息痛”，前者指患者有时走路时突然感到下肢疼痛难忍，以致不得不一瘸一跛地走路，或者干脆就不能行走，这是下肢缺血的早期表现；后者则是下肢血管病变进一步发展的结果，行走时下肢供血不足，休息时下肢也因缺血而疼痛，严重时可彻夜难眠。②皮肤溃烂。肢端皮肤干燥，形成水疱、血疱、糜烂、溃疡或足的坏死和坏疽，创口久久不能愈合，坏疽可分干性、湿性及混合型3种。体格检查在早期可发现下肢供血不足的表现，如抬高下肢时足部皮肤苍白，下肢下垂时又呈紫红色，足部发凉，足背动脉搏动减弱以致消失。

“一失足成千古恨”，糖尿病患者因缺乏有关糖尿病足的知识而最终导致截肢(失足)，造成终生遗憾(千古恨)的病例并不少见。为了避免“失足”，就有必要加强这方面的教育。预防糖尿病足的措施如下：①积极控制血糖，禁止吸烟。②注意足部卫生，每天用温水短时间泡脚(控制泡脚水温，以防足麻木而致烫伤)，泡脚后一定要擦干(尤其是趾间)，足部皮肤干燥者可涂滋润霜。③禁止赤足行走，防止烫伤。④每天自行检查足部，定期修剪趾甲。⑤选择合适的鞋袜，每天换袜，鞋子不宜过紧。⑥经常抬高下肢，按摩下肢，以促进足部血液循环。

(三)糖尿病的防治

1. 糖尿病的综合防治

国内外对糖尿病的综合防治可归纳为“五驾马车”，即教育、饮食、运动、药物和监测5个方面。

(1)教育：它是对糖尿病患者及其家属进行糖尿病的基本常识教育，使其学会自我治疗所需的技能，并能以乐观积极的心态接受治疗。迄今为止，世界上对糖尿病的发病病因尚未弄清，一旦得病，是一种终身性疾病，需要树立长期与疾病做斗争的信念，既要在“战略上藐视”，又要在“战术上重视”。首先，需要“不怕”糖尿病，坚信时代在发展，科学在进步。相信通过糖尿病科学研究者与医务人员的努力，会逐渐地解决糖尿病病因及治疗中的难点，最后会获得根治糖尿病的办法。第二，充分发挥患者及其家属的主观能动性，积极配合医务人员，保证长期严格进行治疗，使血糖控制在正常的范围内；同时注意控制血压、血脂和肥胖，注意预防糖尿病的各种并发症或延缓各种并发症的发展。

(2)饮食治疗：糖尿病的饮食治疗是所有糖尿病患者的基础治疗，不论是哪一型糖尿病，病情是轻是重，有无并发症，是否应用药物治疗，应用口服药还是胰岛素，均应坚持长期饮食疗法。糖尿病饮食疗法的目的在于摄入最低限度的糖类，维持机体正常需要，减轻胰岛 B 细胞的负担，促进空腹血糖、餐后 2 小时血糖降低到正常或接近正常的水平，使尿糖消失，从而有效地纠正糖代谢紊乱。糖尿病饮食疗法对轻型患者(尤其是肥胖者)，可以控制病情；对于重型患者，则需要采用药物和合理的饮食治疗相结合，才能取得理想效果。故患者从得病开始，就应重视饮食控制，与医生密切配合，持之以恒，这样不仅能控制糖尿病的病情，合理的、科学的饮食调养还可达到营养平衡，改善机体营养状态，增强机体抵抗力，从而能防止各种并发症的发生。

(3)运动疗法：又称医疗体育，它与饮食疗法一样，是糖尿病患者的基础治疗措施之一，要求患者坚持适当的体育锻炼，有利于病情控制。隋代名医巢元方在《诸病源候论》中就指出，消渴病患者宜“先行百步，多者千步，然后食之”，提出了运动在糖尿病中的治疗作用。直至 1935 年，英国 Joslin 才提出了治疗糖尿病的“三驾马车”理论，把饮食疗法、运动疗法和胰岛素疗法确定为战胜糖尿病的三大法宝。近代日本糖尿病研究会更加重视饮食疗法和运动疗法，把其在治疗糖尿病的作用形象地比作一辆车子的两个轮子，缺一不可。近年来，来自欧美和日本的大规模临床试验证明，适当的运动对于预防和治疗糖尿病、改善生活质量有着积极的作用。运动疗法已得到世界各国的广泛关注和重视，并且广泛应用到糖尿病的防治工作中。运动疗法对糖尿病患者的防治作用包括：①增强体质。适当的、有规律的、持久的运动，可增强机体的运动能力和体力，增强身体对内、外环境的适应能力，使体格健壮，抵抗力加强。②有利于血糖控制。适当强度和时间的运动，可以使肌肉组织和其他组织对胰岛素的敏感性增强，减轻糖尿病患者器官组织对胰岛素的抵抗，增强糖的利用，改善糖代谢，使血糖水平下降。③维持正常体重，降低血脂水平。长期有规律的运动可加速脂肪分解，减少脂肪堆积，使肌肉组织更多地利用脂肪酸，全身肌肉/脂肪比值增加，肌肉组织发达，使肥胖的糖尿病患者体重下降，甚至恢复到正常范围；对于消瘦的糖尿病患者，在有足够的能量、营养和血糖控制较好的情况下适量运动，可增加肌肉组织的重量，也可使体重逐渐增加，甚至达到正常范围。由于体内脂肪代谢及利用的增加可使血脂水平下降，故对伴有高脂血症的患者，长期坚持运动也是控制血脂的重要措施之一。④改善症状，防止血管病变的发生。运动能增强心肺功能，改善神经功能与精神状态，故可使高血糖、高血压及动脉硬化等症状得到改善，有利于防止糖尿病的大血管病变和微血管病变（如糖尿病肾病、眼底病变、心肌病变及神经病变等）的发生和发展。

(4)药物治疗：是指在饮食和运动治疗的基础上，选用合适的药物，使血糖维持在基本正常水平，应根据患者的具体情况进行全面、个体化处理。药物治疗包括西医治疗和中医治疗两方面。西医治疗即服用降糖药物，目前国内外口服降糖药物的品种较多，主要有磺脲类和双胍类。前者包括第一代磺脲类降糖药（甲苯磺丁脲、氯磺丙脲等）与第二代磺脲类药（格列本脲、格列吡嗪、格列齐特、格列波脲、格列喹酮等）；后者包括苯乙双胍（降糖灵）、二甲双胍（降糖片、美迪康、迪化唐锭）等。用于注射的药物为各种胰岛素制剂。中医治疗，历代医家一直把糖尿病称为消渴病，分上、中、下三消。临床常按肺热伤津、胃燥伤阴、脾虚不运、肾阴亏损、气阴两虚、阴阳两虚 6 型进行辨证论治，分别采用清热润肺、生津止渴、清胃泻火、养阴保津、益气健脾、健脾滋肾及温阳育阴等治则，选择相应的中药方剂或单、验方及秘方进行治疗，同时酌情选用养生功、针灸、按摩、经穴叩击等作为辅助治疗手段。

(5)监测：是指糖尿病自我监测，即进行血糖、尿糖的定期监测。糖尿病是慢性病，血糖又会经常波动，故应进行长期监测，及时了解病情，早期发现和防治并发症。血糖的测定可以去医院进行，但不可能每天或经常去医院，故可在家里测血糖、尿糖，或者采用袖珍血糖仪测定血糖，根据自测结果及时调整用药剂量。

2. 患者的自我保健

为了有效地控制病情，防止并发症的发生，提高生活质量，糖尿病患者必须注意以下自我保健措施。

(1)糖尿病患者及其家属（尤其是生活在一起的家属）要学习有关糖尿病的基本知识，认识到迄今为止，世界上对糖尿病的发病病因尚未弄清，它是一种终身性的疾病。因此，首先应做好长期与疾病做斗争的思想准备，要在战略上藐视它，树立“不怕”糖尿病的意识；其次要认真而积极慎重地对付它，接受糖尿病科学防治和康复的全面教育，使自己懂得如何正确处理。如有可能，可对自己的病情做一些记录，以便掌握病情的发展，观察病情的变化，及时分析总结，找出病情变化的规律。充分发挥自己的主观能动性，积极配合医生，根据病情灵活调整治疗措施，保证长期严格进行治疗。

(2)为了把血糖控制到正常范围内，切忌“不验血、不验尿、饮食马虎、不吃药”。要保持开朗的心情和稳定的情绪。不多吃、不乱吃，更不暴饮暴食，合理调控饮食，少沾或不沾烟酒。只要正确治疗并养成良好的生活习惯，糖尿病患者的寿命将与正常人一样。

(3)对糖尿病的防治措施要科学地对待，既不能绝对化，也不能简单化，更不能盲目轻信广告和江湖郎中的“甜言蜜语”。患者要根据自身的实际情况，按不同的时间、地点和条件来处理：①糖尿病患者的病情各有不同(如体重，生活习惯，体力劳动强度，有无消耗性疾病及高血压、心脏病等)，故治疗方法要因人而异，病友的治疗经验仅作参考，不能生搬硬套。②报刊和新闻媒体上有关糖尿病治疗方面的报道很多，可在了解情况的基础上，根据自己已接受的有关糖尿病知识进行分析，在条件允许且不损害身体的情况下，可谨慎地试一试，若不适应，立即停止，以免影响健康，如果有效，可继续应用。③饮食治疗主要依靠患者自己把握好，也离不开家属(尤其是共同生活的家属)的关心、配合、帮助、护理和照顾(特别是幼儿和老年人)。对五花八门、日益丰富的食品市场、民间食疗、验方及其他传统方法，要保持清醒头脑，从关注自身健康着想，吸收其精华，用积极认真的态度去实践。④选择适合自己的运动方式，如步行、爬楼梯、骑自行车、爬山、慢跑、游泳及室内活动。在运动时保持运动适度，重视安全，调整节奏，动静结合，自我监测，自我调护。

(4)糖尿病患者应注意定期检查以下项目：①血糖自我检测。血糖测定是判断糖尿病病情和控制病情的主要指标，作为糖尿病诊断，应该采用空腹静脉血浆测定，其正常范围是3.9～5.6毫摩/升，≥7.0毫摩/升(两次均高)即为糖尿病。测出血糖就是为了有效控制血糖水平，并防止并发症发生。但患者不可能每天或经常到医院去检查，所以家庭自测十分必要。袖珍血糖仪测定血糖是一种简便、快速、准确、可靠、容易掌握的血糖检测方法。只要在指尖采一滴血，置于特殊的试纸上，插入血糖仪中，大约1分钟时间就能测定血糖值。②尿糖测定。有两种方法，一种方法是用班氏试纸，即用滴管先滴取班氏液(蓝色)20滴，置于玻璃管内，用酒精灯烧开，若试剂变色，则说明已变质，不能用；若不变色，说明试剂正常，可加入待测尿2滴，再烧开，观察试管内液体的颜色变化。若颜色不变为阴性；绿色为“＋”，约含糖0.5%；黄绿色为“＋＋”，约含糖1%；土黄色为“＋＋＋”，约含糖1.5%；砖红色为“＋＋＋＋”，约含糖2%。此方法一般较稳定，但不方便，有时受非糖还原物质的影响。另一种方法是直接应用尿糖试纸，只需将试纸涂有药液的一端浸入尿液中，放置规定的时间后取出，与试纸瓶中附有的标准颜色比对，即知为几个“＋”。但试纸有时不够准确，使用时注意不要过期，试纸浸入的时间和比较颜色的中等强度刺激为佳，每日或隔日 1 次，连用 10 次为 1 个疗程；根据病情可休息 3～7 日，再行第二个疗程。也可用耳压治疗，即在所取穴位上贴上粘有王不留行的小方块胶布即可。此法简单易行，每隔 4～5 小时，患者可自已用手指按压所取耳穴，使其产生胀痛、热感，就能达到与耳针同样的治疗效果。通常，两侧耳朵可交替进行耳压，每 3～4 日换贴 1 次，连用 10～15 次为 1 个疗程。

(2)肠燥津伤型：其主症为形体肥胖、多食易饥、口渴引饮、大便秘结、舌红少津而苔黄干燥、脉数或实等。宜采用滋阴通腑治则。耳针方主穴用肺、大肠、内分泌，配穴取胃、饥点、胰胆、皮质下、直肠、便秘点、肛门。采用强刺激施针，每日或隔日 1 次，连用10 次为 1 个疗程；休息 3～7 日后，再行第二疗程。取穴相同，也可用上述的耳压治疗。

(3)湿热中阻型：其主症为形体肥胖、口渴不欲饮、胸闷腹胀、多食易饥、尿少便结、苔黄兼腻、脉濡数等。宜采用清热化湿治则。耳针方主穴用胃、脾、胰胆、内分泌，配穴取神门、皮质下、三焦、膀胱、饥点。施针时，宜以中强度刺激为佳，每日或隔日施治 1 次，连用 10 次为 1 个疗程；也可用上述的耳压法施治。

(4)肝郁气滞型：其主症为形体肥胖、精神抑郁、胸闷不舒、烦躁易怒、胸胁乳房及小腹胀痛、月经不调、失眠少寐、舌质暗红、脉弦细数等。宜采用疏肝理气、活血化瘀治则。耳针方主穴用肝、胰胆、内分泌、肾上腺，配穴取心、神门、脾、皮质下。宜用强刺激施针，每日或隔日 1 次，连用 10 次为 1 个疗程；也可采用上述的耳压法施治。

(5)脾胃气虚型：其主症为形体肥胖、纳少便溏、口渴欲

时间都要按规定执行，否则易产生误差。还要注意，不同厂家的试纸质量不同，差别也会较大。③眼科检查。至少每半年至 1 年检查 1 次，及时了解有无眼底出血、视网膜脱离、白内障、玻璃体病变等眼部疾患的发生。④肝功能检查。至少每半年检查 1 次，判断有无肝功能损害，并且作为选择降糖药物时的参考依据。⑤肾功能、尿常规、尿微量白蛋白排泄检查。至少每半年或 1 年查 1 次，以判断有无糖尿病肾病。⑥尿酮体检查。正常时为阴性，在糖尿病酮症酸中毒时常为强阳性。⑦神经科检查。至少每半年至 1 年检查 1 次，以判断有无糖尿病性神经病变。

3. 针灸疗法

针灸疗法，可分针刺疗法和艾灸疗法两大类，前者是采用不同的针具（如体针、耳针、电针等）刺激体表的穴位，运用各种方法激发经气，以调整人体功能，达到防治疾病的效果；后者则用燃烧的艾绒（如艾炷灸、艾条灸、盖物灸等）来治病，即艾灸施于穴位，由艾灸燃烧时的物理因子和药化因子，与腧穴的特殊作用、经络的特殊途径相结合而产生一种“综合效应”来治病。研究证明，针灸既有调整胰岛素的分子水平功能，也有调节中枢神经系统对胰岛的重新控制作用，从而达到促进胰岛素分泌的作用；同时还有较强的胰外作用，以增加胰岛素靶细胞受体的数目，并增强其敏感性。此外，针灸还可促进细胞解聚、降低血液黏滞度、改善循环与组织血液供应，可间接调节糖代谢和脂质代谢紊乱，起到降低血糖、治疗并发症等作用。所以，针灸疗法治疗糖尿病的机制是神经、体液、内分泌等多系统的综合效应，即调节

全身功能的综合作用。针灸治疗对早期轻、中度2型糖尿病效果较好，而对1型糖尿病疗效不明显。证型和辨证类型不同，取穴亦不同，下面以体针为例介绍取穴方如下。

(1)上消证用方：其主症为烦渴多饮，口干舌燥，小便频数且量多，舌边尖红、苔薄黄，脉洪数等。宜采用清热泻火、生津止渴等治则，用方如下：①大椎、肺俞、合谷、鱼际、太渊。②肺俞、合谷、鱼际、少商、胰俞。③肺俞、胰俞、膈俞、脾俞、肾俞、少商、兑端。④肺俞、心俞、胰俞、膈俞、曲池、阴陵泉、三阴交、足三里、太渊、神门、廉泉、鱼际、少商。一般每日或隔日1次，前3组穴采用泻法，第四组穴采用补法或平补平泻手法针刺，任选一组施针，连用10次为1个疗程。

(2)中消证用方：其主症为消谷善饥，形体消瘦，大便干结，舌燥口渴，舌红、苔黄干或燥，脉洪实有力或滑数等。宜采用清胃泻火等治则，体针方如下：①胰俞、脾俞、胃俞、曲池、足三里、阳陵泉，采用平补平泻手法施针。②肺俞、胰俞、脾俞、胃俞、足三里、内庭，采用泻法施针。③合谷、胰俞、脾俞、胃俞、足三里、三阴交、内庭，采用泻法施针。④胰俞、膈俞、脾俞、胃俞、中脘、曲池、足三里、阴陵泉、三阴交、然谷，采用补法或平补平泻手法施针。4组穴位任选一组使用，每日1次，连用10次为1个疗程。

(3)下消证用方：其主症为尿多尿频，头晕目眩，腰膝酸软，口干，舌红少苔，脉细数等。根据辨证，下消可分肾阴虚、气阴两虚及阴阳两虚等型，分别可采用滋阴补肾、益气养阴及温阳滋阴固涩等治则，可酌选以下体针方：①肝俞、肾俞、关元、三阴交、然谷、太溪。隔日补法施针1次，每次留针20分钟，连用10次为1个疗程。②曲池、太渊、胰俞、膈

俞、肾俞、三焦俞、关元、命门、足三里、阴陵泉、三阴交、太溪、复溜、水泉。每日或隔日用补法或平补平泻手法施针1次，连用10次为1个疗程。③肾俞、胰俞、关元、三阴交、太溪。每日或隔日施针1次，以补法施治，连用10次为1个疗程。本方适用于溲频量多、如膏如脂或尿甘，腰酸无力，或见五心烦热、潮热盗汗、口干、舌质红少苔、脉沉细数等肾阴虚型下消证。④胰俞、肾俞、脾俞、三阴交、关元、足三里、太溪。隔日施针1次，留针15～20分钟，连用10次为1个疗程。本方适用于溲频量多、如脂如膏或尿甘，口干多饮，困倦气短，舌淡红，脉细数等气阴两伤型下消证。⑤脾俞、肾俞、关元、气海、足三里、三阴交。隔日施针1次，以补法施治，每次留针20分钟，连用10次为1个疗程。本方适用于尿频尿多、小便混浊、消瘦乏力、腰膝酸软、肢冷阳痿等阴阳两虚型下消证。⑥百会、肾俞、命门、关元、三阴交、太溪。隔日施针1次，以补法施治，每次留针15分钟，连用10次为1个疗程。本方适用于溲频量多，甚则饮一溲一，尿如膏脂，面色黧黑，阳事不举，闭经，耳轮焦干，舌淡苔白或无苔，脉沉细无力等阴阳两虚型下消证。

4. 肥胖型糖尿病的耳针治疗

根据肥胖型糖尿病的辨证类型不同，可分为以下7种型取主配穴用方。

(1)肺胃燥热型：其主症为形体肥胖、烦渴引饮、消饥、口干舌燥、尿多色浊、舌红苔黄、脉数或滑等。宜热燥湿、生津等治则。耳针方主穴用肺、胃、内分泌，外鼻(饥点)、胰胆、肾上腺、皮质下。主穴用强刺激

饮、倦怠乏力、面色萎黄不华、舌淡苔白、脉缓弱等。宜采用健脾益气治则。耳针方主穴用脾、胃、胰胆、内分泌，配穴取三焦、皮质下、神门。采用弱刺激施针，每日或隔日1次，连用10次为1个疗程；也可采用上述的耳压法施治。

(6)肝肾阴虚型：其主症为形体肥胖、口干咽燥、头晕目眩、健忘耳鸣、两胁胀痛、五心烦热、尿频尿多且浊稠如膏、女子经少或男子遗精、舌红少苔、脉细弦数等。宜采用滋补肝肾治则。耳针方主穴用肝、肾、胰胆、内分泌，配穴取三焦、内生殖器、皮质下、膀胱。宜施以弱刺激，每日或隔日针刺1次，连用10次为1个疗程；也可采用上述的耳压法施治。

(7)脾肾阳虚型：其主症为形体肥胖、面色㿠白、形寒肢冷、面浮肢肿、纳少腹胀、腰膝冷痛、便溏乏力、尿少带下、女子不孕、男子阳痿、舌淡或胖、脉细沉迟等。宜采用温补脾肾治则。耳针主穴用脾、肾、胰胆、内分泌，配穴取胃、膀胱、内生殖器、神门、皮质下。以弱刺激施针为佳，每日或隔日1次，连用10次为1个疗程；也可采用上述的耳压法施治。

5. 运动疗法

通过持之以恒的运动疗法，可以增强体质、减肥、促进组织细胞对糖的利用，有利于改善新陈代谢、降低血糖和血脂，并可增加人体对胰岛素的敏感性。有关统计资料指出，采用运动疗法和饮食控制，可使70％的糖尿病患者病情得到控制。通过适当的运动疗法可起到胰岛素样作用，故运动疗法是治疗糖尿病的三大基本方法之一。如进行30分钟的体育活动，血糖可降低0.7～0.9毫摩/升，还可增加胰岛素分泌量及减轻胰岛B细胞的过度负担，从而提高临床的降糖疗效。为了给患者确定运动量的大小，临床上根据血糖、尿糖、糖耐量、有否酮症等并发症，分为轻、中、重三型，其中重型必须用胰岛素治疗，轻、中型可用运动疗法治疗。

运动时的注意事项如下：①重型糖尿病患者、有严重并发症患者不宜过度运动，或在医生指导下进行运动治疗。②使用胰岛素治疗的糖尿病患者，在胰岛素发挥作用最强的时候（如上午11时）不宜运动。③应从短时间的轻微运动开始，逐步增加运动量，并延长运动时间。④运动宜在早饭、午饭后1小时开始，形式应灵活多样；运动要有规律，避免剧烈运动。⑤运动时，应注意预防低血糖反应的发生，必要时可适当加餐或进食。

6. 散步锻炼

我国隋代名医巢元方在《诸病源候论》中曰："消渴者，应先行百步，多者千步，然后食之。"说明我国古代人们就认识到，步行（即散步）对糖尿病有很好的治疗作用。饭后步行可消耗热能，对控制血糖是一种最安全、最简便和最能坚持的运动疗法。实验证明，以每小时3 000米的速度步行，每分钟要行走90～120步，机体代谢率可提高48%，这种行走对老年糖尿病患者控制血糖十分有益。散步锻炼方法很多，介绍以下几种，可酌情选用。

（1）普通散步法：用慢速（60～70步/分钟）或中速（80～90步/分钟）散步，每次30～60分钟。

（2）快速步行法：每小时步行5 000～7 000米，每次锻炼时间为30～60分钟。

(3)摩腹散步法:孙思邈著《千金方》指出:“食饱行百步,常以手摩腹数百遍……则益人无百病。”一边步行,一边按摩腹部,这不仅是中医传统的保健方法,现代医学也认为轻松的散步和柔和的腹部按摩,能加强胃肠道的蠕动,促进胃液的分泌,有助于防治消化不良和胃肠道慢性疾病,对糖尿病患者降血糖及防便秘也有好处。

(4)倒行:倒行要使身体挺直才能完成,这就使脊椎和背肌要承受比平时更大的重力矩和运动力,从而可消耗更多的热能。因此,倒行是一种简便、功效大的健身运动,如果能经常练习倒行,必定对降血糖大有好处。

(5)摆臂散步法:步行时,两臂用力前后摆动,可增加胸廓的活动,适用于糖尿病伴慢性呼吸系统疾病的患者。

7. 跑步锻炼

跑步是一项方便灵活的锻炼方法,它具有显著的健身效果,老少皆宜。跑步对糖尿病,特别是对肥胖型糖尿病患者更为合适,其理由如下:①跑步能促进新陈代谢,消耗大量血糖,减少脂肪沉积,故对糖尿病肥胖症而言是一剂有效的“药方”。②慢跑可以增加机体的摄氧量,增强心肌收缩力,增加冠状动脉血流量,可防止冠状动脉粥样硬化。③慢跑可以使胃肠道蠕动增强,从而增进食欲,改善消化和吸收功能,可防止中老年人及脑力劳动者的胃肠功能紊乱,并保持大便通畅。④经常坚持跑步,还是防治老年人肌肉萎缩、保持关节灵活的良方。⑤新近有研究报道,慢跑可使体内的自由基清除系统保持在较高的功能状态,可降低体内自由基水平,从而减少自由基损伤,延缓衰老。以下介绍的几种健身跑步方法均有利于降血糖,可酌情选用。

(1)慢速跑步(即慢跑):是一种典型的有氧健身运动,适用于中老年糖尿病患者。距离可从1 000米开始,每日或隔日1次;适应后,每周或每2周增加1 000米,一般可增加至3 000～6 000米,速度可控制在每6～8分钟跑1 000米左右。

(2)跑行锻炼:即跑30秒,步行60秒,可反复跑行20～30次,总时间为30～45分钟,此法适用于心肺功能较差的糖尿病患者。一般每日或隔日1次,年龄稍大的可每隔2～3日跑1次,每次可跑行20～30分钟。跑的脚步最好能配合自己的呼吸,即向前跑2～3步吸气,再跑2～3步呼气,如此反复地进行;跑步时,两臂以前后及稍向外摆动比较舒适,上半身稍向前倾,尽量放松全身肌肉,一般用脚尖着地跑比较好。

(3)分阶段跑:对血糖控制较好的患者,为了巩固疗效,可科学地安排跑步锻炼,训练可分以下3个阶段进行,每阶段用时12周。第一阶段:运动强度为弱,适用于从未进行过跑步锻炼和体弱的糖尿病患者。每次跑1 000～3 000米,每周跑2～3次,每次跑15分钟左右。第二阶段:运动强度为中等偏弱,适用于体质较好及具有初级跑步技能且能顺利通过第一阶段训练的糖尿病患者。每周2～3次,每次跑3 000～6 000米,每次用时30分钟左右。第三阶段:运动强度中等偏强,适用于有跑步经验且能顺利地通过第二阶段训练的糖尿病患者。每周2～3次,每次跑6 000米以上,每次用时60分钟左右。

二、糖尿病的用药

（一）西医用药

1. 胰岛素制剂

胰岛素是由胰岛 B 细胞分泌的降血糖激素。人工胰岛素可按来源不同分类，从前多由猪、牛胰腺提取、纯化制得，现在通过重组脱氧核糖核酸（DNA）技术可获得氨基酸序列与人胰岛素完全相同的重组人胰岛素。按作用时间长短可分为短效、中效及长效 3 种。胰岛素口服易被消化酶破坏，因此所有胰岛素制剂都必须用于注射，皮下注射吸收快。现将各种胰岛素制剂的规格、适应证、用法、特点及注意事项介绍如下，可酌情选用。

(1)普通胰岛素：注射剂，规格为 10 毫升 400 单位。适应证及用法：①降低血糖，餐前 30 分钟皮下注射，每日 3～4 次，剂量应个体化。②糖尿病性昏迷，静脉注射，约 100 单位，与 50～100 克葡萄糖一同使用。③促使钾从细胞外液进入组织细胞内，与葡萄糖同用。本品为短效胰岛素制剂，静脉注射即刻起效，作用最大在 0.5 小时，维持 2 小时；皮下注射，0.5～1 小时起效，作用最大在 2～4 小时，可维持 6～8 小时。

(2)重组人胰岛素(诺和灵 R、优泌林 R):注射剂,有10毫升400单位及3毫升300单位两种规格。适应证及用法:①降低血糖,可皮下、肌内、静脉给药,一般餐前30分钟皮下注射,每日3～4次,剂量应个体化。②糖尿病性昏迷,静脉注射,与葡萄糖一同使用。③促使钾从细胞外液进入组织细胞内,与葡萄糖同用。本品为短效制剂,皮下注射,0.5小时起效,作用最大在1～3小时,维持8小时。不良反应有过敏、脂肪萎缩等,但发生率比动物胰岛素少,用药剂量也小。

(3)天冬胰岛素(诺和锐):注射剂,规格为3毫升300单位。用于降低血糖,在餐前或餐后立即皮下注射,剂量因人而异。本品为速效胰岛素,皮下注射10～20分钟起效,作用最大在45分钟,可维持3～5小时。

(4)赖脯胰岛素(优泌乐):注射剂,规格为3毫升300单位。用于降低血糖,在餐前或餐后立即皮下注射,剂量因人而异。本品为速效胰岛素,皮下注射15分钟起效,作用最大在30～60分钟,可维持2～4小时。

(5)低精蛋白胰岛素(中效胰岛素):注射剂,规格为10毫升400单位。用于降低血糖,早餐前1小时或每日2次皮下注射,剂量应个体化。本品为中效胰岛素,皮下注射2～4小时起效,作用最大在8～12小时,可维持12～24小时。

(6)低精蛋白锌重组胰岛素(诺和灵 N、优泌林 N、甘舒霖 N):注射剂,有10毫升400单位、3毫升300单位两种规格。可用于降低血糖,早餐前1小时或每日2次皮下注射,剂量应个体化。本品为中效胰岛素,皮下注射1.5小时起效,作用最大在4～12小时,可维持18～24小时。

(7)精蛋白锌胰岛素(长效胰岛素):注射剂,规格为10毫升400单位。用于降低血糖,早餐前30分钟1次皮下注射,剂量视病情而定。皮下注射3～4小时起效,作用最大在14～20小时,可维持24～36小时。

(8)格拉胰岛素(甘精胰岛素、来得时):注射剂,规格为3毫升300单位。用于降低血糖,每日傍晚1次皮下注射,剂量因人而异,最大单次剂量为40单位。本品为超长效胰岛素,皮下注射1.5小时起效,作用最大在12～20小时,可维持24～26小时。

(9)预混重组人胰岛素(诺和灵30R、诺和灵50R、优泌林70/30):注射剂,有10毫升400单位、3毫升300单位两种规格。用于降低血糖,早餐前30分钟1次,或每日2次皮下注射,剂量应个体化(诺和灵30R含30%诺和灵R和70%诺和灵N;优泌林70/30含30%优泌林R和70%优泌林N;诺和灵50R含诺和灵R和诺和灵N各50%)。本制剂为两种胰岛素的混合物,其中的短效成分起效迅速,可较好控制餐后血糖;中效成分持续缓慢释放,可替代基础胰岛素分泌作用。

2. 各种效应胰岛素制剂的作用特点及适应证

(1)胰岛素制剂的作用特点:以往糖尿病治疗主要用猪和牛的胰岛素,目前基因工程合成的人工胰岛素已广泛应用于临床。常用的各种短效、中效、长效胰岛素的作用特点见表1。

表1 各种胰岛素制剂的作用特点

作用时间类型	制剂名称	开始作用时间(小时)	作用最强时间(小时)	作用持续时间(小时)	注射方式
超短效	优泌乐、诺和锐	即刻	0.5～2	3～4	皮下注射
短　效	普通胰岛素	0.5～1	2～4	6～8	皮下注射
	锌结晶胰岛素	0.5～1	4～6	6～8	静脉注射
	中性可溶性人胰岛素	0.5	1～3	8	静脉滴注
中　效	慢性胰岛素锌悬液	2	6～12	18～24	皮下注射
	珠蛋白锌胰岛素	2～4	6～10	12～18	皮下注射
	中性鱼精蛋白锌胰岛素	3～4	8～12	18～24	皮下注射
	低精蛋白锌重组胰岛素	1.5	4～12	24	皮下注射
长　效	特慢胰岛素锌悬液	5～7	16～18	30～36	皮下注射
	精蛋白锌胰岛素	3～4	14～20	24～36	皮下注射
混合制剂	2∶1胰岛素混合剂	4	12～16	18～24	皮下注射
	诺和灵30R	0.5	2～8	24	皮下注射
	优泌林70/30	0.5	2～8	24	皮下注射
	诺和灵50R	0.5	2～8	24	皮下注射

(2)胰岛素治疗的适应证：①1型糖尿病。②2型糖尿病病程长、胰岛功能衰竭或用口服降糖药物不能理想控制血糖者。③糖尿病患者在发生酮症酸中毒、高渗性昏迷、乳酸性酸中毒、严重感染、创伤、大手术前后。④糖尿病患者并发进行性视网膜病变、神经病变、肾脏损害、急性心肌梗死、脑血管意外、严重足溃疡及下肢坏疽等。⑤糖尿病伴慢性肝、肾功能不全，慢性消耗性疾病如结核和肿瘤等。⑥糖尿病妊娠或分娩时。

3. 胰岛素制剂的选择原则

(1)糖尿病患者如遇酮症酸中毒、高渗性昏迷、乳酸性酸中毒、严重感染、大手术前后,应采用短效胰岛素静脉滴注或静脉注射,以快速纠正代谢紊乱及危象,使用剂量应根据病情而定。

(2)糖尿病患者日常用胰岛素的目的是控制血糖,以及防止或延缓高血糖所致急、慢性并发症的发生。在正常生理情况下,胰岛素分泌有两种情况,一是持续少量的基础分泌,二是进餐后食物刺激所致的胰岛素大量分泌,理想的治疗应模拟体内胰岛素的生理分泌。初始应用胰岛素治疗的患者应选用短效制剂,以摸索全天用量。可按每日每千克体重 0.3～0.5 单位普通胰岛素,分 3 次于三餐前 30 分钟皮下注射,然后根据血糖情况再进行调整。如患者日间血糖控制良好,而清晨空腹血糖较高,可根据血糖情况于晚餐前或睡前加用中效胰岛素。

(3)比较经典的既可模拟胰岛素生理分泌,患者依从性又较好的治疗方法是,早、晚餐前注射普通胰岛素和中效胰岛素混合制剂。早餐前注射的普通胰岛素用以控制早餐后的血糖,中效胰岛素用以提供早餐后到晚餐前的基础胰岛素分泌和控制午餐后的血糖;晚餐前注射的普通胰岛素用以控制晚餐后的血糖,中效胰岛素则提供晚餐后和夜间的基础胰岛素水平。普通胰岛素与中效胰岛素的比例,可选用市售人胰岛素 70/30 或 50/50 的预混制剂,也可根据血糖配制。

(4)如采用猪和牛胰岛素(RI＋PZI)混合制剂,一般采用的比例为 2∶1(RI∶PZI)。每日总量<30 单位，可于早餐前一次注射；总量>30 单位时，最好分 2 次于早、晚餐前注射，早餐前注射总量的 2/3 或 3/5，晚餐前注射总量的 1/3 或 2/5。

(5)中效胰岛素或长效胰岛素，于早餐前及晚餐前注射，并于三餐前注射超短效胰岛素。

4. 胰岛素初用剂量的估算方法

(1)先固定饮食 5～7 日，然后了解前 3 日的餐前尿糖情况，以估计胰岛素的用量。以后则根据前一日的尿糖检查结果进行调整(表 2)。

表 2　尿糖检查结果与胰岛素试用量的关系

加班氏试剂后颜色变化	蓝	绿	黄	橘红	砖红
尿糖结果	±	+	++	+++	++++
胰岛素试用量(单位)	0～4	4	8	12	16 以上

(2)可根据 24 小时尿糖总量来确定全日胰岛素试用量，一般每 2 克尿糖给 1 单位胰岛素。如 24 小时尿糖为 48 克，应给胰岛素 24 单位，每日分 3 次皮下注射。

(3)从小剂量开始给予胰岛素，不做计算，可从每日 24 单位开始，剂量早＝中＝晚或早>晚>中，分 3 次皮下注射。以后，每 3～5 日根据 4 次尿糖定性加以调整。

(4)对肾糖阈高的患者，也可按空腹血糖来估计。其计算方法：(现测血糖毫克数－80)×10×体重(千克)×0.6＝体内高出正常的糖量(毫克)。将毫克折成克，2 克糖需用 1

单位胰岛素。一般首次用量要比估计量小,可用估计量的1/2。

5. 胰岛素用量的调整

(1)调整方法:早餐前血糖有问题,应调整作用于夜间或睡前的胰岛素剂量;午餐前血糖有问题,应调整早餐前的普通胰岛素剂量;晚餐前血糖有问题,应调整午餐前的普通胰岛素或早餐前的中效胰岛素剂量;睡前血糖有问题,应调整晚餐前的普通胰岛素剂量。

(2)调整剂量:根据血糖水平,在原来胰岛素用量基础上做出补充调整,使血糖控制在理想范围内(表 3)。

表 3　根据血糖调整胰岛素剂量

血　糖		调整剂量单位(U)
毫克/日(mg/d)	毫摩/升(mmol/L)	
<50	<2.80	减 1～2
50～70	2.80～3.92	减 1
70～150	3.92～8.40	原剂量不变
150～200	8.40～11.20	增加 1
200～250	11.20～14.00	增加 1～2

6. 胰岛素不良反应及其纠正方法

(1)低血糖反应:多与胰岛素用量过多、摄入过少、运动过强有关,应积极寻找原因加以纠正。如为胰岛素使用过量,应调整胰岛素用量,尤其对老年人,血糖控制标准应适当放宽。运动时易出现低血糖者，运动前应加餐。一旦发生低血糖，轻者可快速进食糖水或米面制品，重者静脉注射50％葡萄糖溶液40～80毫升，必要时静脉滴注10％葡萄糖溶液。

（2）过敏反应：多出现在使用猪和牛胰岛素者，可表现为注射局部红肿、痒痛及硬结；也可出现全身反应，如荨麻疹、血管神经性水肿、过敏性休克等。有局部反应者，可自动脱敏；有全身反应者，应换人工合成胰岛素制剂；发生过敏性休克者，应立即行抗过敏、抗休克处理。

（3）胰岛素性水肿：胰岛素控制不良者常有失水、失钠，当用胰岛素治疗数日后，因胰岛素促进肾小管重吸收钠，引起钠水潴留而出现水肿。此时，可用噻嗪类利尿药对症处理。

7. 胰岛素泵治疗的功效及优点

（1）胰岛素泵治疗的主要功效：①可提供基础胰岛素分泌量。②可在进餐前提供大剂量胰岛素，用于控制餐后高血糖。

（2）泵的优点：①有程序化功能，控制饮食及控制夜间血糖平稳。②药物吸收重复性好，无皮下沉积，极少发生与运动相关的低血糖。③使生活方式更灵活、方便。

8. 胰岛素治疗方案及其适应证

在使用胰岛素治疗时，应注意低血糖反应、过敏反应、胰岛素性水肿、视力屈光失常、皮下脂肪萎缩或增生及胰岛素抗药性等不良反应。并应注意正确抽取胰岛素、正确保存胰岛素，以防失效。以下介绍 5 个胰岛素治疗方案，可针对适应证的情况选用。

(1)多次速效型(短效型)胰岛素注射方案：其剂量应早＞晚＞午或早＞中＝晚。适用于胰岛素基础分泌尚能维持夜间及空腹血糖接近正常水平，但不能控制餐后高血糖者。

(2)多次速效型胰岛素与中效或长效胰岛素联合方案：除用前一方案外，宜在晚餐前加用中效胰岛素(NPH)或猪或牛胰岛素(PZI)4～8 单位，以控制后半夜及早餐前高血糖。适用于病程长、胰岛素基础分泌和餐后分泌均差的糖尿病患者。

(3)每日 2 次速效型胰岛素和中效型胰岛素联合方案：速效型胰岛素和中效型胰岛素的比例以 1∶2 为宜，最多为 1∶1，速效型胰岛素的剂量绝对不能多于中效型胰岛素。适用于尚有一定的胰岛储备功能的糖尿病患者。

(4)每日 1 次速效胰岛素和长效胰岛素联合方案：其速效型与长效型胰岛素剂量的比例，开始为(1.5～3)∶1(如为两者等量比例，则变成长效胰岛素)，以后根据餐前尿糖情况，每隔 3～5 日调整剂量。适用于有胰岛储备功能的糖尿病患者。

(5)胰岛素与口服降糖药联合方案：胰岛素(于睡前加用中效胰岛素 4～8 单位)与第二代口服磺脲类药物治疗 2 型糖尿病，有利于加强胰岛素分泌及其敏感性。适用于肝、肾功能较好的长期高血糖的 2 型糖尿病患者。胰岛素和口服双胍类药物治疗 1 型糖尿病，有助于减少血糖波动及减少胰岛素用量，但必须在注射胰岛素的基础上试加双胍类药物。适用于 1 型糖尿病血糖波动较大者。

9. 糖尿病的胰岛素治疗处方

1 型糖尿病应无条件接受胰岛素治疗；2 型糖尿病在特定情况下亦应采用胰岛素治疗，如有各种急、慢性并发症，口服降糖药失败者，各种应激、感染、手术、妊娠、分娩等。

(1)处方 1：适用于 1 型糖尿病，2 型糖尿病经饮食、运动及口服降糖药控制效果欠佳者，或伴有严重的急性与慢性并发症或应激状态者。用药处方：普通胰岛素(RI)4～20 单位，每日 2～3 次，餐前 30 分钟皮下注射；或优泌林 R 4～16 单位，每日 2～3 次，餐前 30 分钟皮下注射；或诺和灵 R 4～20 单位，每日 2～3 次，餐前 30 分钟皮下注射。

(2)处方 2：适用于经济条件差、胰岛素用量较大的糖尿病患者。用药处方：普通与长效胰岛素(2∶1 比例)4～20 单位，每日 2～3 次，餐前 30 分钟皮下注射；或普通与长效胰岛素(1∶2 比例)4～20 单位，每日 2～3 次，餐前 30 分钟皮下注射。

(3)处方 3：适用于口服降糖药物效果欠佳的 2 型糖尿病。用药处方：长效胰岛素 4～20 单位，睡前皮下注射；阿卡波糖(拜唐苹)50～100 毫克，每日 2～3 次，口服。优泌林 R 或诺和灵 R 4～16 单位，早餐前 30 分钟皮下注射；瑞格列奈(诺和龙)0.5～2 毫克，每日 1～3 次，口服。

(4)处方 4：适用于 1 型糖尿病、妊娠糖尿病及血糖较高的 2 型糖尿病。按每小时 0.5～2 单位的速度给予速效胰岛素，维持基础胰岛素水平，进餐时按个体需要脉冲式输注(应用胰岛素泵)。

10. 胰岛素增敏药

降血糖的胰岛素增敏药可选择性地激活过氧化物酶体增殖因子受体γ(PPAR-γ)，可提高骨骼肌、肝脏、脂肪组织对胰岛素的敏感性而有效地控制血糖。2型糖尿病的主要病理生理学特征为胰岛素抵抗，本类制剂可以改善胰岛素抵抗，从而使血糖下降。本类药物对胰岛素分泌没有影响，但可增强内源性胰岛素的作用。

(1)罗格列酮(文迪雅)：片剂，有每片含2毫克、4毫克两种规格。适用于2型糖尿病。用法：空腹或进餐时服用，剂量因人而异；一般治疗起始量为每日4毫克，分1～2次口服；每日最大量为8毫克。本品可单独应用，很少引起低血糖反应；也可与双胍类、磺脲类制剂合用。孕妇、哺乳期妇女禁用；应定期进行肝功能测定。

(2)吡格列酮(瑞彤)：片剂，每片含15毫克。适用于2型糖尿病。用法：空腹或进餐时服用，剂量因人而异；一般治疗量为每日15～45毫克，每日1次服用。作用特点及注意事项同罗格列酮。

11. 磺脲类胰岛素分泌促进药

胰岛素分泌促进药，包括磺脲类和非磺脲类两类。磺脲类，常用的有第一代甲苯磺丁脲及第二代格列本脲等。本类制剂主要通过刺激胰岛B细胞释放胰岛素，可以降低正常人和糖尿病患者的血糖，但只对胰腺功能尚未完全丧失的患者有效。本类制剂的常见不良反应为胃肠不适、恶心、腹痛、腹泻；较严重的不良反应为持久性的低血糖，常因药物过量所致，老年人及肝肾功能不良者较易发生，而新型磺脲类较少引起低血糖反应。

(1)甲苯磺丁脲(D-860)：片剂，每片含0.5克。适用于轻、中度2型糖尿病。用法：一般每次0.5克，每日1～2次，口服；维持量，每日1.5克。具体用药剂量因人而异。不良反应有肝功能损害、白细胞减少、骨髓抑制等，如发生应立即停药。肝肾功能不良者、孕妇、对磺胺过敏者禁用。

(2)氯磺丙脲：片剂，有每片含100毫克、250毫克两种规格。适用于2型糖尿病。用法：每日100～500毫克，维持量为每日100～300毫克，分1～2次口服。本品为第一代磺脲类制剂，与血中蛋白质结合后，60%以上慢慢从肾脏排泄，故肾功能不全者慎用。不良反应为有积聚作用，易引起低血糖反应。

(3)格列本脲(优降糖)：片剂，每片含5毫克。适用于轻、中度2型糖尿病。用法：从每次1.25毫克开始，每日2次，餐前口服，具体用量用法因人而异；一般每隔1周根据疗效调整剂量，每日不大于15毫克。不良反应及注意事项与D-860类似，但较易出现低血糖反应，应从小剂量开始用药。

(4)格列吡嗪(美吡达、瑞易宁、迪沙)：片剂、控释剂，每片含5毫克。适用于轻、中度2型糖尿病。用法：餐前30分钟口服，一般先从每日5毫克小剂量开始，根据血糖和尿糖情况调整用药剂量，具体用量因人而异。每日量>15毫克时，可分成2～3次口服。不良反应及注意事项与D-860类似，但不良反应较少。

(5)格列喹酮(糖适平)：片剂，每片含30毫克。适用于轻、中度2型糖尿病。用法：一般每日90～120毫克，餐前

30分钟口服，具体剂量因人而异；每日最大剂量不超过120毫克。剂量超过30毫克时，应分2～3次口服。本品大部分经肝脏代谢，代谢产物由胆汁入肠道，很少经肾排泄，适用于糖尿病并发肾功能不全者。本品不良反应较少。

(6)格列齐特(达美康)：片剂，每片含80毫克；缓释片，每片含30毫克。适用于轻、中度2型糖尿病。用法：一般每次30～80毫克，每日1～2次，餐前30分钟口服；连用2～3周后，根据血糖和尿糖情况调整剂量。不良反应及注意事项与D-860类似，但不良反应较少。

(7)格列美脲(亚莫利、伊端)：片剂，有每片含1毫克、2毫克两种规格。适用于2型糖尿病。用法：早餐前口服，从每日1毫克开始，之后每隔1～2周按血糖值调整剂量；一般每日1～4毫克，最大量为每日6毫克。严重肝肾功能损害者、孕妇、哺乳期妇女禁用。

12. 非磺脲类胰岛素分泌促进药

非磺脲类药物促进胰岛素分泌的机制与磺脲类不同，其作用特点是起效迅速，作用时间短暂，刺激胰岛素分泌时间短、消除快，可控制餐时急性血糖高峰，适用于2型糖尿病。

(1)瑞格列奈(诺和龙)：片剂，有每片含0.5毫克、1毫克两种规格。适用于2型糖尿病。用法：进餐时口服，起始剂量为每次0.5毫克，依血糖水平每周调整剂量，但最大量为每次4毫克，一日量不超过16毫克。可见腹痛、腹泻、恶心、呕吐、暂时性视觉异常、低血糖、肝肾功能异常等不良反应。严重的肝肾功能不全、2型糖尿病、孕妇、哺乳期妇女及

12岁以下儿童禁用。

(2)那格列奈(唐力):片剂,有每片含60毫克、120毫克两种规格。适用于2型糖尿病。用法:进餐时口服,起始剂量为每次60毫克,依血糖水平每周调整剂量。不良反应及禁忌与瑞格列奈相似。

13. 磺脲类降糖药的适应证及代谢特点

磺脲类降糖药主要通过直接刺激胰岛B细胞分泌胰岛素而达到降血糖目的,还兼有改善胰岛素敏感性的作用(即胰腺外作用)。本制剂适用于胰岛尚有一定功能,经饮食及运动疗法血糖控制仍不满意的非肥胖的2型糖尿病患者;肥胖的2型糖尿病患者宜选双胍类降糖药,但若不能耐受双胍类药物或双胍类药不能满意控制血糖者,仍可选用磺脲类药物。糖尿病患者在发生酮症酸中毒、严重感染、手术等应激状态时,禁用磺脲类药物;严重肝肾功能不全及合并妊娠时,不宜口服本类降糖药治疗。磺脲类降糖制剂应在餐前半小时服用,可使最大药效时间与餐后血糖高峰达到一致,有利于血糖控制。常用磺脲类降糖药的作用时间及剂量见表4。

表4 常用磺脲类降糖药的作用时间及剂量

药 名	作用时间(小时)			剂 量(毫克/日)
	开 始	最 强	持 续	
甲苯磺丁脲(D-860)	0.5	1~2	6~8	500~3 000
格列本脲(优降糖)	0.5	2~6	16~24	2.5~15
格列吡嗪(美吡达)	0.5	1~2	6~8	5~30

续表

药名	作用时间(小时)			剂量(毫克/日)
	开始	最强	持续	
格列齐特(达美康)	0.5	2～6	>12	40～320
格列喹酮(糖适平)	0.5	2～3	6～8	30～180
格列吡嗪控释片(瑞易宁)	2	6～12	24	5～20
格列美脲(亚莫利)	1～2		24	1～8

14. 双胍类降糖药的适应证及代谢特点

双胍类降糖药主要通过减少葡萄糖的吸收，增加葡萄糖的利用而使血糖降低。该类药可增加基础状态下葡萄糖的无氧酵解，增加骨骼肌、脂肪组织等对葡萄糖的摄取和利用，抑制糖异生和减少肝糖输出，减少葡萄糖在肠道的吸收。

(1)二甲双胍(格华止)：片剂，有每片含 0.25 克、0.5 克两种规格。适用于糖尿病，尤其适用于肥胖型糖尿病。用法：开始时每次 0.25 克，每日 3 次，口服；以后可根据病情调整剂量，一般每次 0.5 克，每日 3 次，口服。不良反应主要有胃肠反应、乳酸性酸血症、体重减轻、头昏、皮疹等。充血性心力衰竭、肝肾功能不全、糖尿病并发酸中毒、急性感染患者禁用；孕妇慎用。

(2)苯乙双胍(降糖灵)：片剂，有每片含 25 毫克、50 毫克两种规格。适用于糖尿病，尤其适用于肥胖型糖尿病。用法：开始每次 25 毫克，每日 2～3 次，口服；以后可逐渐增加至每次 50～100 毫克，每日 2～3 次，口服。

双胍类降糖药在高血糖状态下有降血糖作用，但对正常血糖无降血糖作用，故不发生低血糖反应。以胰岛素抵抗为主的糖尿病患者，特别是肥胖型2型糖尿病患者的治疗应首选双胍类制剂。非肥胖型2型糖尿病患者用磺脲类不能满意控制血糖时，可加用双胍类药物。1型和2型糖尿病患者在使用胰岛素治疗时，如联合使用双胍类，一可增加胰岛素的降血糖作用，以减少胰岛素的用量；二可减少血糖不稳定者血糖波动的发生。双胍类药物的剂量及作用持续时间见表5。

表5　双胍类药物的剂量及作用持续时间

药物名称	剂量（毫克/日）	作用持续时间（小时）
二甲双胍	500～1 500	4～6
苯乙双胍	25～150	4～6

15. α-葡萄糖苷酶抑制药的适应证及代谢特点

α-葡萄糖苷酶抑制药通过竞争性抑制α-葡萄糖苷酶的活性，抑制多糖的消化，减慢水解及产生葡萄糖的速度并延缓葡萄糖的吸收，从而降低餐后血糖水平。

（1）阿卡波糖（拜唐苹、卡搏平）：片剂，有每片含50毫克、100毫克两种规格。适用于1型或2型糖尿病。用法：餐时口服，从小剂量开始，并依据血糖水平调整剂量，一般每次50～200毫克，每日3次。不良反应有腹部胀满、排气增加，偶尔出现肠梗阻样症状，低血糖反应；偶见黄疸，丙氨酸氨基转移酶、天冬氨酸氨基转移酶升高的严重肝功能障碍，以及腹泻、腹痛、便秘、食欲缺乏、恶心、呕吐等胃肠道反应。孕妇、哺乳期妇女、消化和吸收障碍明显的慢性胃肠道功能紊乱、严重的疝气、肠梗阻和肠溃疡患者禁用；避免与抗酸药、考来烯胺、肠道吸附药和消化酶同用。

(2)伏格列波糖(倍欣)：片剂，每片含 0.2 毫克。适用于 1 型或 2 型糖尿病。用法：餐时口服，从小剂量开始，并依据血糖水平调整剂量，一般每次 0.2 毫克，每日 3 次，口服。不良反应及禁忌与阿卡波糖类似。

α-葡萄糖苷酶抑制药主要是抑制多糖或双糖转变为单糖，延缓葡萄糖在肠道内吸收，从而降低餐后血糖，不定期兼有减轻胰岛素抵抗的作用。该类药的适应证很广，可单独或与双胍类同用于肥胖型 2 型糖尿病患者；与磺脲类或与磺脲类、双胍类联合用于仅用磺脲类血糖控制不理想的 2 型糖尿病患者；与胰岛素合用于 1 型和 2 型糖尿病需要用胰岛素患者，不仅可减少胰岛素用量，还有助于减轻餐后早期高血糖及餐后晚期低血糖。该类药的剂量及作用持续时间见表 6。

表 6　α-葡萄糖苷酶抑制药的剂量及作用持续时间

药物名称	剂量(毫克/日)	作用持续时间(小时)
阿卡波糖	150～300	4～6
伏格列波糖	0.6～1.2	4～6

16. 口服降糖药的用药处方

口服降糖药，有磺脲类、双胍类、α-葡萄糖苷酶抑制药、胰岛素增敏药 4 类，主要适用于 2 型糖尿病。病情不同，所用处方亦不同。

(1)处方 1：格列本脲（优降糖）每次 1.25～10 毫克，每日 1～2 次，餐前 30 分钟口服；或格列齐特（达美康）每次40～160 毫克，餐前 30 分钟口服；或瑞格列奈（诺和龙）0.5～2 毫克，进餐时同步服用。适用于 2 型糖尿病经饮食、运动不能控制者。注意事项：①本处方忌用于 1 型糖尿病与肝肾疾病患者。②服药期间禁止饮酒。③服药期间应定期检查血常规与肝肾功能，但要注意药品引起的尿蛋白假阳性反应。

(2)处方 2：二甲双胍（格华止）每次 0.25～0.5 克，每日 2～3 次，餐前口服；或阿卡波糖（拜唐苹）每次 25～100 毫克，每日 1～2 次，餐中口服。适用于 2 型糖尿病经饮食、运动不能控制且超重或肥胖者。注意事项：①二甲双胍忌用于肝肾功能不全、心功能不全者，过敏者应选用其他降糖药。②阿卡波糖忌用于有明显消化、吸收障碍的慢性肠功能紊乱患者，妊娠、哺乳期妇女及 18 岁以下儿童禁用。

(3)处方 3：格列喹酮（糖适平）每次 15～30 毫克，每日 1～3 次，餐前 30 分钟口服。适用于伴有轻度肾功能异常的 2 型糖尿病患者。本品大部分经肝脏代谢，只有小部分经肾脏排泄，不良反应较少，故适用于糖尿病并发肾功能不全者。

(4)处方 4：格列齐特（达美康）每次 40～80 毫克，每日 1～2 次，餐前 30 分钟口服；加阿卡波糖每次 25～100 毫克，每日 1～2 次，餐中口服。或格列本脲每次 1.25～10 毫克，每日 1～2 次，餐前口服；加二甲双胍每次 0.25～0.5 克，每日 2～3 次，餐前口服。适用于单味药控制不佳时，须加其他类药合用。注意事项见前面介绍。

17. 糖尿病的经济型用药处方与难治性糖尿病用药处方

(1)糖尿病的经济型用药处方:普通与长效胰岛素每次2～4单位,每日2次,餐前皮下注射;或中效胰岛素每次6～12单位,每日2次,餐前30分钟皮下注射。

(2)难治性1型糖尿病的用药处方:普通胰岛素每次4～20单位,每日2次,餐前30分钟皮下注射;或诺和灵R每次4～20单位,每日2次,餐前30分钟皮下注射;或优泌林R每次4～16单位,每日2次,餐前30分钟皮下注射。

(3)口服降糖药效果欠佳的2型糖尿病用药处方:长效胰岛素每次6～12单位,每日1次,睡前皮下注射;加阿卡波糖(拜唐苹)每次50～100毫克,每日3次,餐前口服;或加瑞格列奈(诺和龙)每次0.5～2毫克,每日1～3次,口服。

18. 糖尿病并发感染的西医治疗原则

糖尿病容易并发感染,感染可以诱发或加重糖尿病,感染是糖尿病的常见并发症之一。糖尿病可并发各种感染,但以呼吸道感染的患病率最高,其次为尿路感染。老年糖尿病患者并发感染率高,死亡率也高。糖尿病并发感染的病原体主要为化脓性细菌、真菌、结核分枝杆菌等。其西医治疗原则如下。

(1)卧床休息,多饮水,注意保暖。

(2)并发感染期间,患者体内易产生胰岛素抵抗。因此,治疗时宜选用胰岛素制剂,且要增加其用量;视病情轻重调整胰岛素剂量,病情稳定后再改用口服降糖药。

(3)抗生素的选用最好以药敏试验为依据,应药量充足,疗程足够。当糖尿病并发呼吸道感染时,宜首选青霉素类制剂;当糖尿病并发泌尿系统感染时,宜首选磺胺类药物。

19. 糖尿病并发高血压的西医治疗原则

高血压为糖尿病常见的并发症,它是以体循环动脉血压升高为主的综合征。糖尿病并发高血压,主要有不伴糖尿病肾病的高血压、伴糖尿病肾病的高血压及糖尿病性自主神经病变的高血压3种类型,均为"症状性(继发性)高血压",其中将伴糖尿病肾病的高血压称为"糖尿病性高血压"。糖尿病患者并发高血压的发病率为非糖尿病者的2倍。据资料统计,国外糖尿病患者中高血压发病率高达40%~80%,国内为28.4%~48.1%。糖尿病并发高血压,不仅发病率高,而且发生早,无论男女患者均随年龄的增长而增多,但以41~50岁为高峰,其发病率可高达73.7%左右。糖尿病性高血压的发生与精神因素、肾源因素、内分泌因素、水钠滞留与扩容等因素有关。其西医治疗原则如下。

(1)一般治疗:①休息。做好劳逸结合的安排,保证休息及充足的睡眠。②避免诱因。避免紧张、劳累、愤怒、情绪波动等诱因,保持健康良好的心态。③饮食。宜进低盐、低动物性脂肪及低胆固醇饮食,控制主食,纠正肥胖,戒烟、戒酒,控制饮食应持之以恒。

(2)控制高血糖:严格控制血糖仍属基本措施,根据病情可用各类口服降糖制剂。

(3)用降压药治疗:根据病情选用合适的降压药物,一般可用噻嗪类利尿药、血管扩张药、钙通道阻滞药等。

20. 糖尿病性心脏病的西医治疗原则

据有关资料统计，糖尿病患者的心血管疾病发生率与死亡率比非糖尿病者高2～3倍，其中冠心病发病率为40%～52%，心肌梗死发病率为36%，死亡率较高。糖尿病发生心脏病较早，且进展较快。在糖尿病患者中，不论哪类糖尿病，其蛋白质、糖类、脂肪代谢障碍和电解质紊乱都是糖尿病血管病变的主要原因，而动脉粥样硬化及微血管病变是糖尿病性心脏病的病理基础。糖尿病患者的长期高血糖，合并存在的高血压、高脂血症、高凝血症等因素，在糖尿病性心脏病的发病机制中都起着主要作用，它促进了本症的发生和发展。其西医治疗原则如下。

(1)一般治疗：①休息。患者应卧床休息，保持环境安静，减少探视，防止不良刺激。②吸氧。最初2～3日内，间断或持续吸氧。③监护。病情重者应入“监护室”进行心电图、血压和呼吸的监护，密切观察病情变化，加强护理。

(2)控制高血糖：有效地控制高血糖仍是糖尿病性心脏病最根本的治疗措施。因此，必须合理地使用口服降糖药和胰岛素。在心脏病发作(尤其是发生心肌梗死)时，可使原已控制的糖尿病加重，此时必须应用胰岛素。原已应用胰岛素者应加大剂量，以应对机体的应激状态；病情好转或缓解后，可减量或停用胰岛素。对心绞痛患者应用胰岛素时，要特别慎重掌握剂量，以预防低血糖反应的发生，因为低血糖可增加心排血量，诱发心肌梗死。注意，使用胰岛素时不可将血糖降得过快过低。

(3)心绞痛发作时的治疗：应立即停止活动，同时用硝酸酯制剂如硝酸甘油舌下含化，以扩张外周静脉及小动脉，减轻心脏负荷和心肌对氧的需要，从而使心绞痛缓解。

(4)心绞痛缓解期的治疗：宜尽早避免各种诱发因素，如调节好饮食，不宜饱餐，禁绝烟酒，减轻思想负担，适量活动(以不发生疼痛症状为度)。可适当应用硝酸酯制剂、β受体阻滞药、钙拮抗药及冠状动脉扩张药等。

(5)糖尿病性心肌梗死的急救处理原则：①一般治疗和监护。②严格控制高血糖。③解除疼痛，可酌情应用哌替啶(度冷丁)、吗啡、可待因等。

21. 糖尿病性脑血管病的西医治疗原则

糖尿病性脑血管病是糖尿病患者致死、致残的主要原因之一。患糖尿病时出现的代谢异常、大血管及微血管的改变，都不可避免地会并发脑血管意外，其发病突然、来势凶猛、变化迅速。糖尿病性脑血管病的西医治疗原则如下。

(1)糖尿病并发脑出血的治疗：①一般治疗。应绝对卧床休息，杜绝探视，避免搬动，避免不良刺激，保持情绪稳定，防止再出血；头部戴冰帽以降温，有利于止血，降低脑代谢，保护脑细胞，减轻脑水肿，并防止脑疝形成；间断或持续地吸氧。②控制血糖。用胰岛素纠正应激性高血糖，使血糖控制在8.3～11.1毫摩/升，避免低血糖引起脑血管病的再发或加重。③降低颅内压。控制脑水肿首选静脉滴注20%甘露醇250毫升，在30分钟内快速输完，30分钟后颅内压开始下降，3小时后颅内压可达最低水平，可维持6小时，根据病情决定再次用药时间。脱水治疗时，应防止高渗性昏迷。④控制血压。血压过高易发生再次出血，故需降压治疗，可肌内注射利血平1毫克。血压不宜降得过低，也不宜降得过快，应随时监测血压，更应注意血糖的变化。⑤止血。早期止血可选用氨基己酸6～18克或抗血纤溶芳酸400～600毫克，加入5%葡萄糖溶液500毫升（一般按2克糖配1单位普通胰岛素）中，静脉滴注，每日2次，连用10～14日为1个疗程。以后可用卡巴克络（安络血）、仙鹤草素、酚磺乙胺（止血敏）、氨甲环酸（止血环酸）等巩固疗效。⑥维持水、电解质及酸碱平衡。在病后头1～2日，必须静脉输液，每日补充液体量为2 000～2 500毫升，可用生理盐水或5%葡萄糖溶液（配用一定量的胰岛素），适量补钾，以防低血钾。第三日开始，给予鼻饲饮食，蛋白质不宜过高，以防发生酮血症。

（2）糖尿病并发脑梗死的治疗：①一般治疗。卧床休息，避免精神刺激，急性期避免过多搬动和非急需的检查。间隔吸入含5%～7%二氧化碳的氧气，每次15分钟，每日1～2次，10日为1个疗程。②控制血糖。应用口服降糖药，必要时可用胰岛素。③控制颅内压。正常颅内压为0.78～1.76千帕，若梗死范围较广泛，脑脊液压力大于1.96千帕，可进行降颅压治疗。可用20%甘露醇或25%山梨醇250毫升快速静脉滴注，每日1～2次，也可用呋塞米（速尿）20～40毫克肌内注射。④血管扩张药治疗。可行罂粟碱、川芎嗪、烟酸等静脉滴注治疗，酌情选用一种，每日1次，10次为1个疗程。使用含糖液体时勿忘配用一定量的胰岛素。⑤溶栓治疗。可酌情选用。

22. 糖尿病并发高脂血症的西医治疗原则

糖尿病并发高脂血症，有学者称之为糖尿病性高脂血症，它是基于糖类、蛋白质、脂肪代谢的紊乱，使患者血液中三酰甘油、胆固醇、β-脂蛋白等脂质浓度超出正常范围，成为糖尿病的一组临床综合征。正常人高脂血症的发生率为20％～40％，而糖尿病患者的发病率可达60％，其中以高三酰甘油血症最为常见，发生率为28％～70％。本病的发生主要与糖尿病的类型、病情轻重、血糖控制水平、营养状态、年龄及高胰岛素血症关系密切。未经治疗或病情未得到满意控制者，高三酰甘油血症的发生率明显高于非糖尿病患者；老年男性糖尿病患者高三酰甘油血症的发生率比正常人高2.9倍，比女性高2.6倍。糖尿病并发高脂血症的西医治疗原则如下。

(1)合理饮食与体育运动：合理的膳食及体育活动对本症极为重要。严格执行饮食调养，实行低动物脂肪、低胆固醇饮食，限制糖类的摄入，以及坚持开展适宜于本人的体育锻炼，对增加脂肪的消耗及体重和血脂的降低均是非常有益的。

(2)降血糖药的应用：应用胰岛素治疗糖尿病对血脂有很大影响。1型糖尿病患者经胰岛素治疗后，高脂血症可迅速得到改善；2型糖尿病患者经口服降糖药治疗后，高密度脂蛋白升高、胆固醇下降。由此可见，控制血糖浓度是防治高脂血症的病因治疗。

(3)调脂西药的选用：包括阻止脂质合成或促进脂质代谢的药物，可用氯贝丁酯(安妥明)、非诺贝特、烟酸、诺衡、泛硫乙胺(潘特生)、丙丁酚等。

23. 糖尿病肾病的西医治疗原则

糖尿病引起的肾脏病变是糖尿病的严重并发症之一,肾脏也是糖尿病微血管病变最常受累的器官之一。糖尿病肾病的西医治疗原则如下。

(1)注意患者的营养状况:在常规糖尿病饮食基础上,合理调整蛋白质的摄入量,纠正低蛋白血症。一般认为,低蛋白饮食能降低肾小球滤过率,减轻蛋白尿,改善糖尿病患者肾功能和肾脏病理改变。对于有低蛋白血症和水肿的患者还要限制钠盐的摄入,在肾功能许可时,酌情增加蛋白质,必要时予以输血或血浆以纠正低蛋白血症。肾功能不全或氮质血症时,应控制蛋白质的摄入量。

(2)控制血糖:糖尿病肾病早期,有效地控制血糖能使尿蛋白的排出率减少,部分患者尿蛋白可转阴,故肾病早期可使用胰岛素治疗。肾病进展时,选择降糖药物的注意事项如下:①当肾功能不全时,肾脏对胰岛素的灭活能力降低,须减少胰岛素用量。还要根据病情随时合理调整胰岛素用量,以防止低血糖发生。②多数口服降糖药由肾脏排出,应避免使用双胍类药物。③晚期糖尿病肾病者,肾糖阈明显提高,在调整胰岛素和降糖药剂量时,不能以尿糖结果为准进行药量加减。④晚期糖尿病肾病者易发生高渗性昏迷和酮症酸中毒,应选用胰岛素治疗。

(3)伴高血压等的对症治疗:有效地控制高血压,可减轻蛋白尿,延缓肾功能的恶化和视力减退。根据病情需要,还可酌情采用利尿、止呕、解痉等药物治疗。

(4)透析疗法：以前以血液透析为主，近来腹膜透析受到重视，使糖尿病肾病所致肾衰竭患者的近期存活率大大提高，2 年存活率已达 78%，3 年以上存活率为 60%左右，对视力影响也大为减少。

24. 糖尿病性视网膜病变的西医治疗原则

目前认为，糖尿病性视网膜病变为眼底病的特异性改变，是糖尿病最常见、最严重的并发症之一，也是致盲的重要原因。在糖尿病各种并发症中，视网膜病变相对发生较早，也最为常见。糖尿病性视网膜病变的西医治疗原则如下。

(1)控制血糖：糖尿病的早期诊断及严格控制血糖，是治疗视网膜病变的重要措施。长期控制糖尿病，对早期糖尿病性视网膜病变有促使其逆转的作用，同时对预防和延缓糖尿病性视网膜病变的发生和发展也有重要作用。

(2)光凝治疗：它虽是一种治标的医疗手段，但其中氩激光具有光斑小、易被色素上皮及血红蛋白吸收的特点，故可直接凝固封闭新生血管、微血管瘤和有荧光渗漏的毛细血管，可制止玻璃体出血和视网膜水肿，病变控制后，可长时间地保持有用的视力。因此，光凝疗法是当前增殖性视网膜病变的首选治疗，其疗效确切，一般无全身并发症。此外，光凝疗法对黄斑病变也有效。

(3)玻璃体切割疗法：对于增殖性糖尿病性视网膜病变，玻璃体内有较多机化物时，视网膜电图正常者，可以切除玻璃体内机化物，以防止牵引性视网膜脱离，并可适当提高视力。

(4)电离子透入和高压氧治疗:毛冬青煎液100～200毫升,以1～5毫安阴极透入,每日1次,10次为1个疗程,可进行2～3个疗程。应用高压氧设备吸入高压氧,每日3次,每次2小时;若无高压氧设备,可用氧气袋替代,装入95%氧气和5%二氧化碳,每次吸入10分钟。治疗中应配合口服血管扩张药。出血者禁用。

(5)药物治疗:糖尿病性视网膜病变,是由于视网膜微血管病变伴微血栓形成所致,故对早期单纯型糖尿病性视网膜病变除了严格控制糖尿病外,还可采用抗血栓及改善微循环的药物进行治疗。根据病情可选用:①10%低分子右旋糖酐静脉滴注,每日1次,10次为1个疗程(糖:普通胰岛素=2:1)。②生理盐水250毫升加入丹参液2～8毫升,静脉滴注,每日1次,10次为1个疗程。③口服药阿司匹林、双嘧达莫(潘生丁),有抗血小板凝集作用,也可使用。④蛋白酚分解药与伐里德联合应用,能促进视网膜新陈代谢中间产物的吸收。

25. 糖尿病性神经病变的西医治疗原则

糖尿病性神经病变按神经系统病变部位不同,可分为周围神经系统病变和中枢神经系统病变两种。前者又可分为对称性多发性周围神经病变、非对称性多发性单神经病变、脑神经病变和自主神经病变(又称自主性内脏神经病变),后者又可分为脊髓病变和脑部病变。糖尿病性神经病变的西医治疗原则如下。

(1)控制高血糖:控制好血糖是治疗糖尿病性神经病变的最基本治则,因为及时纠正高血糖有利于神经传导速度的恢复，可使症状很快改善甚至消失。

(2)神经节苷脂治疗：本药有利于各种神经元的修复和生长，促进神经传导速度的恢复，以改善神经功能。一般每日肌内注射20～40毫克，可用8～12周。

(3)B族维生素治疗：维生素B_1、维生素B_{12}缺乏，可能是神经病变发生的原因之一。维生素B_1，每日30～60毫克，口服；症状严重时，可给予维生素B_1 100毫克及维生素B_{12} 500微克，每日1～2次肌内注射，可连用3个月。

(4)肌醇治疗：糖尿病患者神经组织肌醇浓度下降，影响神经结构和功能，故补充肌醇有利于神经组织的修复。每日0.5～2克，口服，疗程为3个月。

(5)醛糖还原酶抑制药治疗：本品能抑制山梨醇途径中醛糖还原酶，从而改善心脏迷走神经功能及膀胱感觉功能。每日250毫克，口服，3～4日症状开始缓解，3周后可以提高神经传导速度。

(6)前列腺素E_1治疗：本品可以扩张血管平滑肌，抗血小板凝集，使营养神经的血管血流量增加，从而改善神经病变。20～80微克加入生理盐水500毫升中静脉滴注，在3～4小时内滴完，每日1～2次，连用2～4周为1个疗程。

26. 糖尿病酮症酸中毒的西医治疗原则

糖尿病酮症酸中毒是糖尿病严重的急性并发症，常发生于1型糖尿病患者胰岛素治疗中断或剂量不足，以及2型糖尿病遭受各种应激时，是糖尿病代谢紊乱严重失代偿的一种临床表现。本病一旦发生必须积极治疗，如处理不当，患者可因严重心、脑、肾并发症而死亡。糖尿病酮症酸中毒的治疗原则如下。

(1)补液:治疗糖尿病酮症酸中毒成功与否,补液是关键。补液量应根据患者失水程度因人而异。病情严重者,估计失水量约为体重的10%。对轻、中度失水的患者,最初2～4小时内给予生理盐水500毫升/小时,以便产生快速扩容效应,而后生理盐水减至250毫升/小时;严重失水的患者,初始2～4小时中,应以生理盐水750～1 000毫升/小时的速度输入,尽可能快速建立良好的血流动力学反应。此后,可予以生理盐水500毫升/小时输入,或根据持续的临床观察及评估指导补液量及速度。

(2)胰岛素治疗:胰岛素治疗的目的是抑制脂肪分解和酮体生成,抑制肝糖产生,增加外周组织摄取葡萄糖及利用酮体。胰岛素最好是静脉给予,目前推荐小剂量胰岛素持续治疗,一般每小时5～10单位(平均5～6单位/小时)静脉滴注,能有效地控制病情。

(3)纠正电解质紊乱:①补钠。酮症酸中毒时,虽然失钠与低钠者较多,但多数经补液及胰岛素治疗很容易补至正常。②补钾。酮症酸中毒时,钾从细胞内逸出,正常血钾并不代表钾代谢正常,实际上仍有失钾,故即使血钾正常者仍需补钾。如初起血钾即低于3.5毫摩/升,提示体内失钾严重,需积极补钾;如血钾高于5.5毫摩/升,并伴少尿或无尿,疑有肾功能不全者,可暂缓补钾,密切观察。如无高钾及少尿者,一开始补液即可同步补钾,补钾的量及速度应视血钾浓度和肾功能状况而定。血钾及尿量正常的患者,于胰岛素治疗一开始,每升液体中需加氯化钾(KCl)1.5克;血钾低于3.5毫摩/升,补钾浓度应增加1倍,即每升液体中需加入 KCl 3 克；血钾高于 5.5 毫摩/升，暂停补钾；血钾偏高伴少尿者，待补液后尿量增多时立即补钾。治疗过程中应用心电图监护，可从 T 波变化中灵敏反映血钾高低，有利于及时调整补钾的浓度和速度。③补磷。酮症酸中毒时可失磷，治疗过程中磷与钾同时下降，4～6 小时达低磷水平。当血磷低于 1 毫克/分升时，患者可出现低磷症候群，应及时补磷。

(4)纠正酸中毒：糖尿病酮症酸中毒的生化基础是酮体生成过多，治疗应主要采用胰岛素抑制酮体生成，促进酮体的氧化。酮体氧化后产生碳酸氢根(HCO_3^-)，酸中毒便可自行纠正。为了防止严重酸中毒对机体的威胁，当 pH 值＜7.1、血碳酸氢根＜8～10 毫摩/升，或 CO_2 结合力＜10～12 毫摩/升时，则应给予碳酸氢钠($NaHCO_3$)治疗。pH 值＜7.1，给予 4.2% $NaHCO_3$ 100 毫升，静脉滴注；pH 值＜7.0，$NaHCO_3$ 可加至 200 毫升，此后根据 pH 值及血碳酸氢根调整 $NaHCO_3$ 的用量，直到 pH 值＜7.1，血碳酸氢根＞15毫摩/升。

27. 高渗性非酮症糖尿病昏迷的西医治疗原则

高渗性非酮症糖尿病昏迷的生化特点为高血糖(＞33.3毫摩/升)、高血浆渗透压(＞350 毫摩/升)、无明显酮症及酸中毒。临床上以严重脱水、不同程度的神经精神症状、肾前性尿毒症为特征。本病多见于老年 2 型糖尿病患者，是糖尿病威胁生命的急性并发症，其西医治疗原则如下。

(1)补液：严重脱水、高渗状态为本病的特点。迅速补液、扩容、纠正高渗为抢救的关键。对多数血压低而血钠不高的患者，应先输等渗溶液（0.9%氯化钠溶液）。如血容量恢复，血压上升至正常水平且较稳定而渗透压不降，特别是血钠高时，可改输低渗液（0.45%氯化钠溶液），直到渗透压下降到＜325 毫摩/升为止。对血压正常、血钠≥155 毫摩/升者，可一开始就补充低渗液。对血压低而血钠高者，宜先输低渗液，速度不宜快，同时给予输血。

(2)补钾：发生本病时，血钾虽然未必降低，但失水时必然失钾。治疗应按酮症酸中毒的补钾原则，补液开始即应同时补钾。最初可每小时给予氯化钾（KCl）0.5～1 克，而后根据血钾浓度调节补钾量。

(3)胰岛素治疗：与酮症酸中毒一样，本病采用小剂量胰岛素治疗，即每小时 5～10 单位。可静脉滴注、肌内注射或皮下注射。治疗过程中，如患者血糖下降较快，很快降至 13.3 毫摩/升以下，胰岛素应减量，延长注射期间或暂停并观察。不少患者病情好转后，可不再使用胰岛素治疗。

28. 糖尿病乳酸性酸中毒的西医治疗原则

糖尿病患者由于缺氧、药物、肝及肾功能不全等诱因作用，造成体内酸性代谢产物（乳酸）堆积，出现代谢性酸中毒，称之为糖尿病乳酸性酸中毒。其临床特点为发病急、变化快、易昏迷及易休克。本病预后较差，病死率常在 50%以上，尤其当血乳酸浓度＞25 毫摩/升时罕见有存活的。糖尿病乳酸性酸中毒的治疗原则如下。

(1)纠正酸中毒：一般采用碳酸氢钠溶液，以纠正代谢性酸中毒。

(2)胰岛素治疗:宜采用小剂量胰岛素静脉滴注,每小时2～6单位。开始可用生理盐水,输液量较酮症酸中毒为多;当血糖降至13.9毫摩/升时,则可改用5%葡萄糖溶液。葡萄糖与胰岛素的比例可为3∶1或2∶1,即液体中每3克或2克葡萄糖给1单位胰岛素。为避免因补充碱剂和胰岛素所致的血钾下降,应酌情补钾。

(3)使用亚甲蓝(美蓝):本品为氢离子接受剂,可促使乳酸转化为丙酮酸。一般按每千克体重1～5毫克静脉注射,严重病例可考虑使用之。

(4)纠正循环衰竭:必要时,应在中心静脉压监测下,补充生理盐水和等渗碳酸氢钠溶液,需酌情输血或血浆,以纠正循环衰竭。

(二)中医用药

1. 糖尿病辨证施治方

根据糖尿病临床表现不同,可分为以下11型辨证施治。

(1)心胃火盛型:症见口干口渴,喜饮冷饮,口舌生疮,牙龈肿痛,心烦失眠,舌红、舌尖尤甚,脉数等。宜采用清胃生津,清心安神等治则。药用生地黄、百合、芡实、薏苡仁各15克,酸枣仁、杏仁、莲子肉各10克,黄连6克。每日1剂,水煎取汁,分2次饮用。

(2)肠胃结热型:症见口干咽燥,口渴多饮,多食善饥,大便干结,舌质红、苔黄燥,脉细数或数而有力等。属中医学的中消证。宜采用养阴清胃,泄热通便,生津润燥等治则。药用生石膏(打碎先煎)30 克,玉竹、麦冬、天花粉各 15 克,竹叶、生甘草各 6 克,黄连 5 克。每日 1 剂,水煎取汁,分 2 次饮用。

(3)肺胃燥热型:症见口干舌燥,烦渴引饮,消谷善饥,大便偏干,小便频数量多色浑黄,舌红、苔黄而干,脉滑数等。属中医学的上消证。宜采用清肺胃热邪,养阴生津等治则。药用生石膏(打碎先煎)30 克,生地黄、天花粉各 15 克,麦冬、知母、牛膝各 10 克,枇杷叶、地骨皮各 6 克。每日 1 剂,水煎取汁,分 2 次饮用。

(4)肾阴虚型(或肾阴亏损型):症见口干口渴,潮红盗汗,眩晕耳鸣,形体消瘦,腰膝酸软,舌红、少苔或无苔,脉沉细数等。宜采用滋补肾阴,生津清热等治则。药用熟地黄 40 克,茯苓、山药各 15 克,牡丹皮、泽泻、吴茱萸各 10 克,天花粉、玉竹各 6 克。每日 1 剂,水煎取汁,分 2 次饮用。

(5)肝肾阴虚型:症见咽干口燥,两目干涩,视物模糊,头晕耳鸣,腰膝酸软,形体消瘦,尿频量多、浊如膏脂,舌干红少津,脉虚数等。宜采用滋养肝肾,益精补血等治则。药用丹参、鸡血藤各 20 克,决明子、山楂、何首乌各 15 克,女贞子、熟地黄各 12 克,当归 10 克。每日 1 剂,水煎取汁,分 2 次饮用。

(6)脾胃阴虚型:症见口干口渴,多食而瘦,呕恶烦热,大便溏薄或干结,舌红少苔,脉细弱等。宜采用滋脾养胃,清热生津等治则。药用山药、石斛各 20 克,莲子、芡实各 15 克,茯苓、玉竹各 12 克,黄精 10 克。每日 1 剂,水煎取汁,分 2 次饮用。

(7)脾胃虚弱型:症见体倦乏力,神疲懒言,形体消瘦,口干口渴，尿多混浊有甜味，大便干稀不调，或多食而瘦，或食少腹胀，舌质淡红、苔白少津，脉弱等。宜采用健脾益胃，润燥生津等治则。药用黄芪、党参各15克，白术、薏苡仁、茯苓各12克，葛根、木香、藿香各10克。每日1剂，水煎取汁，分2次饮用。

(8)脾肾气虚型：症见口干口渴，多饮多尿，头晕耳鸣，神疲乏力，气短懒言，腰膝酸软，四肢欠温，畏寒喜暖，大便不实，小便混浊，舌质淡红，脉沉细弱等。宜采用健脾补肾，益气温阳等治则。药用山药30克，芡实、黄芪各20克，山茱萸、淫羊藿各12克，补骨脂、枸杞子各10克。每日1剂，水煎取汁，分2次饮用。

(9)气阴两虚型：症见口干舌燥，多饮多尿，形瘦神疲，自汗气短，五心烦热，大便秘结，咳嗽痰少，舌质淡红、苔厚少津，脉沉细弱等。宜采用益气养阴，健脾滋阴，补肺生津等治则。药用玄参、生地黄各12克，生黄芪、党参各15克，牡丹皮、苍术、山药、山茱萸、泽泻、茯苓各10克。每日1剂，水煎取汁，分2次服用。

(10)阴阳两虚型：症见手足心热，咽干口燥，面色无华(或黧黑)，耳轮干枯，腰膝酸软，形寒怕冷，甚者阳痿、闭经，小便频数、混浊如膏，有甚者饮一溲一，或水肿少尿、腹泻便溏，舌淡苔白，脉沉细无力等。宜采用滋阴温阳，阴阳并补，补肾固摄等治则。药用熟地黄15克，山茱萸、茯苓、山药、牡丹皮、泽泻各12克，肉桂、黑附子各10克。每日1剂，水煎取汁，分2次饮用。

(11)湿热中阻型：症见渴而多饮，多食善饥或仅有饥饿感，腹脘痞满，身重倦怠，小便频数、混浊或如米泔，舌质红、苔黄腻，脉濡缓或细滑而速等。宜采用清热化湿等治则。药用滑石（布包）20克，白扁豆12克，黄芩10克，猪苓、大腹皮、茯苓皮各9克，通草、生甘草各6克。每日1剂，水煎取汁，分2次饮用。

2. 治疗糖尿病的秘验方

(1)山药45克，熟地黄24克，菟丝子15克，桑螵蛸、白果仁、覆盆子、茯苓各9克，五味子6克。每日1剂，水煎取汁，分2次饮用。具有滋阴温阳，阴阳并补等作用。适用于阴阳两虚型糖尿病等。

(2)生石膏（打碎先煎）15克，生地黄、玄参各12克，黄芪、麦冬、天花粉、滑石（布包）、北沙参、焦栀子各9克，竹叶、甘草各6克。每日1剂，水煎取汁，分2次饮用。具有益气养阴，健脾滋阴，补肺生津等作用。适用于气阴两虚型糖尿病等。

(3)天花粉30克，生地黄、玉竹、山药各15克，黄芪12克，麦冬、泽泻各9克。每日1剂，水煎取汁，分2次饮用。具有滋补肾阴，生津清热等作用。适用于肾阴虚型糖尿病等。

(4)生石膏（打碎先煎）30克，天花粉20克，生地黄、知母、葛根、五味子各9克。每日1剂，水煎取汁，分2次饮用。具有清热生津，滋养肾阴等作用。适用于肾阴亏损型糖尿病等。

(5)黄芪、玉米须各60克，天花粉30克，熟地黄25克，五味子15克，甘草6克。每日1剂，水煎取汁，分2次饮用。具有益气养阴，清热利湿等作用。适用于气虚湿阻型糖尿病等。

(6)生地黄、麦冬各15克,天花粉、葛根、五味子各10克。每日1剂,水煎取汁,分2次饮用。具有养阴清热,生津止渴等作用。适用于肾阴虚型糖尿病等。

(7)生地黄20克,天冬、枸杞子、玄参、山茱萸各10克,人参(另煎)6克。每日1剂,水煎取汁,分2次饮用。具有养阴清热,益气生津等作用。适用于气阴两虚型糖尿病等。

(8)玉米须30克,黄芪、生地黄、桑寄生各15克,白术12克,五味子9克。每日1剂,水煎取汁,分2次饮用。具有健脾利湿,滋阴生津等作用。适用于脾胃虚弱型糖尿病等。

(9)生地黄30克,芦根15克,酸枣仁、莲子肉各10克,竹叶、葛根各9克。每日1剂,水煎取汁,分2次饮用。具有清胃生津,清心安神等作用。适用于心胃火盛型糖尿病等。

(10)桑白皮、枇杷叶各20克,麦冬、地骨皮各15克,生地黄、天花粉各10克。每日1剂,水煎取汁,分2次饮用。具有清肺胃热,养阴生津等作用。适用于肺胃燥热型糖尿病等。

(11)生地黄、天花粉各15克,黄连、决明子各10克,葛根9克。每日1剂,水煎取汁,分2次饮用。具有清热润肺,生津止渴等作用。适用于肺热伤津型糖尿病等。

(12)生石膏(打碎先煎)30克,知母、麦冬各12克,生地黄、牛膝各10克。每日1剂,水煎取汁,分2次饮用。具有清胃泻火,养阴保津等作用。适用于胃燥阴伤型糖尿病。

(13)生地黄12克,天冬、枸杞子、山茱萸各9克,人参末3克。每日1剂,水煎取汁,分2次饮用。具有滋阴益肾,生津清热等作用。适用于肾阴亏损型糖尿病等。

(14)天花粉、葛根、地骨皮各15克,黄连9克。每日1剂,水煎取汁,分2次饮用。具有清热润肺,生津止渴等作用。适用于肺热伤津型糖尿病。

(15)人参须10克,白梅花、莲子心各6克,甘草3克。每日1～2剂,水煎取汁,分1～2次饮用。具有清胃生津,清心安神等作用。适用于心胃火盛型糖尿病等。

(16)玉米须30克,黄芪、山药各15克,甘草6克。每日1剂,水煎取汁,分2次饮用。具有益气健脾,润燥生津等作用。适用于脾胃虚弱型糖尿病等。

(17)玉米须100克,黄芪、白术各10克。每日1剂,水煎取汁,分2次饮用。具有益气健脾,清热利湿等作用。适用于脾虚湿阻型糖尿病等。

(18)玉米须30克,地骨皮、薏苡根各15克。每日1剂,水煎取汁,分2次饮用。具有益气养阴,清热利湿等作用。适用于气阴两虚型糖尿病等。

(19)山药30克,蚕茧10个。每日1剂,水煎取汁,分2次饮用。具有益气健脾等作用。适用于脾胃虚弱型糖尿病等。

3. 治疗糖尿病的中成药制剂

(1)玉泉丸:由葛根、地黄、五味子、甘草等组成。具有生津止渴,清热除烦,养阴滋肾,益气和中等作用。适用于肾阴亏损型糖尿病等。成人每次9克,小于7岁小儿服成人量的1/2,每日3～4次口服。忌辛辣,有实热证者忌服。

(2)麦味地黄丸:由麦冬、五味子、熟地黄、山茱萸、牡丹皮、山药、茯苓、泽泻组成。具有滋肾养阴,敛肺止嗽等作用。适用于肺肾阴亏型糖尿病，症见潮热盗汗、咽干口渴、咳喘带血、眩晕耳鸣、腰膝酸软等。

(3)渴乐宁：由黄芪、地黄等组成。具有益气养阴生津等作用。适用于气阴两虚型糖尿病，症见口渴多饮、五心烦热、乏力多汗、心慌气短等。每次4粒，每日3次，口服，连用3个月为1个疗程。

(4)降糖素：由人参、五味子、丁香、杜鹃、小檗、百部、干姜组成。具有益气健脾，降血糖、尿糖等作用。适用于气虚型由高糖食物引起的糖尿病及成人2型糖尿病。每次6片，每日3次，于饭前30分钟用温开水送服，或遵医嘱服用。适用于中消证胃火偏盛时，可加用牛黄清火丸以清热泻火。

(5)牛黄清胃丸：由牛黄、大黄、菊花、麦冬、薄荷、石膏、栀子、玄参、番泻叶、黄芩、甘草、桔梗、黄柏、连翘、牵牛子、枳实、冰片组成。具有清胃泻火，润肠通便等作用。适用于心胃火盛型糖尿病(中消证)，症见头昏目眩、口舌生疮、牙龈肿痛、乳蛾咽痛、便秘尿赤等。每次1～2丸，每日2次，口服。孕妇忌服，脾胃虚弱者慎用。

(6)知柏地黄丸：由知母、黄柏、熟地黄、山茱萸、牡丹皮、山药、茯苓、泽泻组成。具有滋阴降火等作用。适用于肝肾阴虚、阴虚火旺型糖尿病，症见潮热盗汗、口干咽痛、耳鸣遗精、小便短赤等。大蜜丸每次1丸，水泛丸每次20～30丸，每日2次，温开水送服。

(7)金芪降糖片：由金银花、黄芪组成。具有清热益气等作用。适用于气虚内热的糖尿病，症见口渴喜饮、易饥多食、气短乏力等，最适用于轻、中型2型糖尿病。每次7～10片，每日3次，饭前30分钟口服，连用2个月为1个疗程。

(8)降糖甲片：由黄芪、黄精、太子参、地黄、天花粉等组成。具有补中益气，养阴生津等作用。适用于气阴两虚型糖尿病，症见倦怠乏力、心慌气短、五心烦热、自汗盗汗、头晕耳鸣、失眠多梦、口干尿黄等。每次 6 片，每日 3 次，口服。

(9)杞菊地黄丸：由枸杞子、菊花、熟地黄、山茱萸、牡丹皮、山药、茯苓、泽泻组成。具有滋肾养肝，清火明目等作用。适用于肝肾阴亏型糖尿病，症见眩晕耳鸣、羞明畏光、迎风流泪、视物昏花等。大蜜丸每次 1 丸，小蜜丸每次 9 克，口服液每次 2 支，每日 2 次，口服。

(10)石斛夜光丸：由石斛、人参、山药、茯苓、甘草、肉苁蓉、枸杞子、菟丝子、地黄、五味子、天冬、麦冬、苦杏仁、防风、川芎、枳壳、黄连、牛膝、菊花、蒺藜、青葙子、决明子、水牛角粉、羚羊角粉组成。具有滋阴补肾，清肝明目等作用。适用于肝肾阴虚，阴虚火旺，内障目暗，视物昏花等。用于糖尿病视物不清者，忌食辛辣。每次 10 粒，每日 3 次，温开水送服。

(11)消渴丸：由黄芪、地黄、天花粉，以及格列本脲(即优降糖，每 10 丸含量为 2.5 毫克)组成。具有滋肾养阴，益气生津等作用。适用于气阴两虚型糖尿病，症见多饮多尿、多食消瘦、体倦乏力、睡眠差、腰痛、尿糖和血糖升高等。每次 5～10 丸，每日 3 次，饭前用温开水送服。服用本药时，严禁加用化学类降糖药物；对严重肾功能不全、少年糖尿病、妊娠期糖尿病、糖尿病性昏迷等患者，不宜使用本品；肝炎者慎用；偶见格列本脲不良反应者，应在医生指导下应用。

(12)连翘败毒丸：由连翘、金银花、紫花地丁、蒲公英、栀子、白芷、黄芩、赤芍、浙贝母、玄参、桔梗、木通、防风、白鲜皮、甘草、蝉蜕、天花粉、大黄组成。具有清热解毒，消肿止痛等作用。适用于糖尿病伴有疖肿者。虚寒者忌用。每次 6 克，每日 2 次，口服。

4. 糖尿病并发肺炎的辨证施治方

(1)风热犯肺型：症见发热恶寒，头痛，咳嗽或气短，口干口渴，全身酸痛，咳痰黄稠或铁锈色，无汗或少汗，胸痛，舌边尖红、苔薄白，脉浮数等。宜采用辛凉解表，宣肺化痰等治则。方用银翘散合桑菊饮加减。药用金银花、连翘、牛蒡子各 12 克，杏仁、桑叶、菊花、前胡、荆芥各 10 克，桔梗、甘草各 6 克。随症加减：口干者，加芦根 10 克，天花粉 12 克；壮热不退者，加知母 12 克，生石膏(打碎先煎)30 克；咽喉肿痛者，加锦灯笼 10 克。每日 1 剂，水煎取汁，分 2 次饮用。

(2)痰热壅肺型：症见壮热烦渴，咳嗽胸痛，气促鼻翕，咳黄稠痰或带血丝，舌红苔黄，脉洪数等。宜采用清热宣肺，化痰平喘等治则。方用麻杏石甘汤加减。药用生石膏(打碎先煎)30 克，鱼腥草 15 克，生地黄、金银花各 12 克，黄芩、连翘、杏仁、芦根、桑白皮各 10 克。随症加减：唇干舌燥者，加知母 12 克，天花粉 10 克；咳黄稠痰者，加冬瓜子 10 克；便秘者，加玄明粉 10 克，大黄(后下)6 克。每日 1 剂，水煎取汁，分 2～3 次饮用。

(3)热入营血型：症见高热不退，烦躁不安，咳喘气急，唇干舌燥，神志不宁，甚则神昏谵语，舌红绛、苔焦黄，脉细数等。宜采用清宫透热，清心开窍等治则。方用清宫汤加减。药用生地黄、鱼腥草、玄参各 15 克，麦冬 12 克，连翘、金银花、牡丹皮、黄连、石菖蒲、竹叶各 10 克，水牛角(先煎)6

克。随症加减：伴抽搐者，加钩藤 15 克，全蝎 6 克；痰涎壅盛者，加瓜蒌 20 克，贝母 10 克；高热神昏者，加安宫牛黄丸 1 丸送服。每日 1 剂，水煎取汁，分 2～3 次饮用。

（4）正气虚脱型：症见高热突然退热，面色苍白，汗出淋漓，四肢厥冷，呼吸急促，喉间痰鸣，舌质暗淡，脉微欲绝等。宜采用益气固脱，回阳救逆等治则。方用参附汤合生脉散加减。药用麦冬 12 克，五味子 10 克，人参、炙附子、炙甘草各 6 克。随症加减：阴虚者，加生地黄 12 克，玉竹、玄参各 10 克；阴虚欲脱者，加干姜 3 克；神昏者，加石菖蒲 10 克；抽搐甚者，加钩藤、珍珠母各 15 克。每日 1 剂，水煎取汁，分 2～3 次饮用。

5. 糖尿病并发尿路感染的辨证施治方

（1）膀胱湿热型（热淋）：症见小便短数、灼热刺痛，尿色黄赤，少腹拘急胀痛，口干口苦，伴腰痛、大便秘结，苔黄腻，脉滑数等。宜采用清热利湿通淋治则。方用八正散加减。药用车前子、滑石各 15 克，金银花、萹蓄、蒲公英各 12 克，木通、瞿麦、栀子、黄柏各 10 克。随症加减：大便秘结者，加大黄（后下）5 克，决明子 12 克；口干口苦者，加生地黄 15 克，天花粉 2 克。每日 1 剂，水煎取汁，分 2～3 次饮用。

（2）热伤血络型（血淋）：症见小便热涩刺痛，尿色深红或夹有血块，小腹疼痛，心烦口渴，大便干燥，舌红苔黄，脉滑数等。宜采用清热通淋，凉血止血等治则。方用小蓟饮子加减。药用滑石 20 克，泽泻 15 克，藕节、生地黄、知母各 12 克，淡竹叶、小蓟、蒲黄各 10 克，木通、生甘草各 6 克。随症加减：大便干燥者，加玄参 15 克，大黄（后下）5 克；尿血多痛甚者，加三七粉1克，琥珀粉0.5克。每日1剂，水煎取汁，分2～3次饮用。

6. 糖尿病并发高血压的辨证施治方

(1)肝阳上亢型：症见头晕头痛，面色潮红，急躁易怒，口苦舌干，大便干燥，少寐多梦，舌质红、苔黄，脉弦等。宜采用平肝潜阳，清热降火等治则。方用龙胆泻肝汤加减。药用生龙骨(先煎)、生牡蛎(先煎)各30克，珍珠母12克，龙胆草、生地黄各12克，黄芩、栀子、菊花、石决明、牡丹皮、泽泻各10克。随症加减：肢体麻木者，加广地龙6克；头项强痛者，加葛根12克，必要时加铃羊角6克，以增强清热熄风之功。每日1剂，水煎取汁，分2次饮用。

(2)阴虚阳亢型：症见头昏头痛，头重脚轻，失眠健忘，耳鸣眼花，腰酸腿软，五心烦热，心悸多梦，舌质红、苔薄黄，脉细数等。宜采用滋阴平肝，清心安神等治则。方用天麻钩藤饮合杞菊地黄汤加减。药用生石决明20克，茯神、生地黄、钩藤各15克，枸杞子、牡丹皮、天麻、黄芩、菊花、泽泻各10克，葛根、麦冬各12克。随症加减：腰痛甚者，加杜仲10克；口干者，加天花粉15克，石斛10克。每日1剂，水煎取汁，分2次饮用。

(3)肝肾阴虚型：症见头昏眼花，目涩而干，耳鸣乏力，腰酸腿软，夜尿频数，五心烦热，遗精早泄，月经不调，舌红少苔，脉细数等。宜采用益肝补肾，滋阴清热等治则。方用知柏地黄汤加减。药用枸杞子、生地黄各15克，黄柏、山茱萸、山药、牡丹皮、覆盆子、决明子各10克，知母、泽泻、女贞子各12克。随症加减：急躁易怒者，加龙胆草15克，栀子

12克;失眠多梦者,加柏子仁12克,远志10克。每日1剂,水煎取汁,分2～3次饮用。

(4)阴阳两虚型:症见头晕头痛,心悸耳鸣,失眠多梦,腰酸腿软,肢冷麻木,腹胀腹痛,阳痿早泄,舌质淡、苔少,脉弦细或结代等。宜采用育阴潜阳等治则。方用酸枣仁汤加减。药用柏子仁15克,炒酸枣仁、淫羊藿各12克,白芍、川芎、枸杞子、知母、白术、茯苓、巴戟天各10克。随症加减:口燥咽干者,加玉竹、石斛各10克;腹胀甚者,加青皮、陈皮各10克,枳壳6克。每日1剂,水煎取汁,分2～3次饮用。

7. 糖尿病性心脏病的辨证施治方

(1)气滞血瘀型:症见胸闷胸痛,痛有定处,两胁胀痛,善太息,舌暗红、苔薄白,脉弦等。宜采用行气止痛,活血化瘀治则。方用四逆散合丹参饮加减。药用丹参12克,柴胡、白芍、枳实、郁金、川芎、赤芍各10克,甘草、檀香、砂仁各6克。随症加减:口干口苦、急躁易怒者,加生石决明15克,栀子12克,牡丹皮10克;胸痛甚者,加延胡索10克,降香6克。每日1剂,水煎取汁,分2次饮用。

(2)痰浊瘀阻型:症见心胸疼痛,痛引肩背,痛有定处,头晕倦怠,肢体沉重,舌质暗淡、苔浊腻,脉滑等。宜采用通阳豁痰,化瘀止痛等治则。方用栝蒌薤白半夏汤合失笑散加减。药用瓜蒌、薤白各15克,陈皮12克,五灵脂、蒲黄、丹参、半夏、郁金各10克,豆蔻仁6克,干姜3克。随症加减:大便干燥者,加火麻仁12克,决明子10克。每日1剂,水煎取汁,分2次饮用。

(3)寒凝血瘀型:症见胸痛彻背,遇寒痛甚,胸憋气短,不能平卧，面色苍白，四肢厥冷，舌紫暗、苔薄白，脉沉细或结代等。宜采用通阳散寒，化瘀开痹等治则。方用栝蒌薤白白酒汤合丹参饮加减。药用瓜蒌、薤白各15克，枳实、丹参、郁金各10克，红花、桂枝、附子、檀香各6克，白酒少许。随症加减：寒甚者，加干姜3克。每日1剂，水煎取汁，分2次饮用。

(4)气虚血瘀型：症见心悸气短，胸闷胸痛，乏力自汗，头晕目眩，少寐多梦，舌质暗淡、舌体胖见齿印、苔薄白，脉沉细或结代等。宜采用补益心气，活血通络等治则。方用天王补心丹加减。药用太子参、柏子仁、玄参各15克，茯苓、天冬各12克，远志、当归、丹参、酸枣仁、川芎各10克，五味子、桔梗各6克。随症加减：乏力自汗甚者，加生黄芪15克；头晕目眩者，加枸杞子12克，菊花6克。每日1剂，水煎取汁，分2～3次饮用。

(5)阴虚血瘀型：症见胸前作痛，心悸盗汗，心烦失眠，五心烦热，腰酸腿软，舌红少苔、边有瘀点，脉细数或结代等。宜采用滋阴益肾，活血通络等治则。方用左归饮加减。药用熟地黄、麦冬各15克，山茱萸、枸杞子、山药、茯苓、酸枣仁、当归、丹参、郁金各10克，甘草、五味子各6克。随症加减：五心烦热甚者，加知母12克，龟甲(先煎)10克；失眠者，加夜交藤15克，黄连6克。每日1剂，水煎取汁，分2～3次饮用。

(6)气阴两虚型：症见胸闷隐痛、时作时止，心悸气短，倦怠懒言，面色无华，头晕目眩、遇劳则甚，口干少津，舌边红见瘀点，脉细无力或结代等。宜采用益气养阴，活血通络等治则。方用生脉散、二至丸合失笑散加减。药用太子参、生黄芪、麦冬各15克，墨旱莲12克，女贞子、五灵脂、丹参各10克，五味子、蒲黄各6克。随症加减：阴虚火旺者，加生地黄15克，知母12克；气虚甚者，太子参换人参6克，加炙甘草6克。每日1剂，水煎取汁，分2次饮用。

8. 糖尿病并发脑血管病的辨证施治方

(1)中经络型：可以分为以下3型辨证施治：①风邪入中、阻络化热型。症见突然口眼㖞斜，语言不利，半身不遂，口角流涎，舌质暗红、苔薄黄，脉弦细等。宜采用祛风清热，活血通络等治则。方用大秦艽汤加减。药用生地黄15克，白芍12克，秦艽、羌活、防风、白芷、黄芩、川芎各10克，牛膝、桂枝、当归、地龙各6克。随症加减：面瘫者，加白附子、全蝎、僵蚕各6克；痰多者，加石菖蒲12克，远志10克。每日1剂，水煎取汁，分2次饮用。②阴虚阳亢、风阳上扰型。症见素为阴虚之体，头痛头晕，心烦健忘，急躁易怒，耳鸣眼花，少寐多梦，突然口眼㖞斜、语言不利、半身不遂，舌红、苔薄黄，脉弦数等。宜采用滋阴潜阳，熄风通络等治则。方用镇肝熄风汤加减。药用生龙骨(先煎)、生牡蛎(先煎)各30克，代赭石(先煎)、钩藤各15克，玄参、天冬各12克，白芍、天麻、龟甲(先煎)、菊花、赤芍各10克，牛膝6克。随症加减：风痰多者，加川贝母、胆南星各10克，天竺黄6克；烦躁易怒者，加栀子、黄连各10克；口眼㖞斜者，加全蝎、僵蚕、白附子各10克。每日1剂，水煎取汁，分2～3次饮用。③气虚痰盛型。症见突然口眼㖞斜、口角流涎、舌强语謇、半身不遂、眩晕、腰体麻木不仁，舌淡、苔白腻，脉弦滑等。宜采用健脾燥湿，化痰通络等治则。方用半夏天麻白术汤加减。

药用全瓜蒌20克，太子参、钩藤各15克，陈皮12克，天麻、半夏、茯苓、白术各10克，地龙、水蛭各6克。随症加减：口眼㖞斜者，加白附子、僵蚕、全蝎各6克；神昏嗜睡者，加石菖蒲10克；口苦心烦者，加黄连10克。每日1剂，水煎取汁，分2～3次饮用。

(2)中脏腑型：可分为以下2型辨证施治：①闭证。其特点为突然昏仆，不省人事，牙关紧闭，两手握固，二便闭结，口噤不开，肢体强痉拘急。根据有无热象，又分为阳闭、阴闭。阳闭除具备闭证特点外，还兼有颜面潮红、气粗口臭、躁动不安、大便干燥、唇红身热，舌红、苔黄腻，脉弦滑数等。宜采用辛凉开窍，清肝熄风等治则。药方是首先灌服或鼻饲至宝丹1粒，继用羚羊角汤加减。药用生石决明、钩藤、生地黄、夏枯草各15克，菊花、白芍、牡丹皮、龟甲各10克，羚羊角、牛膝各6克。随症加减：大便干燥、腹胀者，加大黄(后下)6克，枳壳10克；抽搐重者，加全蝎、僵蚕各6克。每日1剂，水煎取汁，分多次饮用。阴闭除具备闭证特点外，还兼见面色㿠白、痰涎壅盛、四肢欠温、静而不烦、口唇发绀，舌质紫暗或有瘀斑、苔白腻，脉沉滑等。宜采用辛温开窍，豁痰熄风等治则。药方是急用苏合香丸1粒水溶后灌服或鼻饲，继用涤痰汤加减。药用钩藤、茯苓各15克，石菖蒲12克，陈皮、竹茹、胆南星、枳实、半夏、天麻各10克，僵蚕6克。随症加减：肢体强痉甚者，加石决明15克，全蝎6克；痰盛者，加川贝母、天竺黄各10克。每日1剂，水煎取汁，分2～3次饮用。②脱证。症见突然仆倒、不省人事、目合口开、手撒尿遗、鼻鼾息微、肢体软瘫、汗多肢冷，舌淡苔白，脉微欲绝等。宜采用益气回阳，扶正固脱等治则。方用参附汤加减。药用生龙骨(先煎)、生牡蛎(先煎)各30克,山茱萸15克,人参10克,制附子、五味子各6克。随症加减:汗出不止者,加黄芪、浮小麦各30克;神昏者,加远志、石菖蒲各10克。每日1剂,水煎取汁,分2~3次饮用。

9. 糖尿病并发高脂血症的辨证施治方

(1)脾虚痰浊型:症见血脂升高,腹胀纳呆,肢体困重,咳嗽有痰,水肿尿少,大便溏,舌苔白腻,脉滑等。宜采用健脾祛痰化浊等治则。方用二陈汤加减。药用陈皮、竹茹各12克,半夏、茯苓、胆南星、白术、杏仁各10克,甘草、白金丸各6克。随症加减:脾虚甚者,加黄芪15克;大便泄泻者,加炒薏苡仁12克,苍术10克。每日1剂,水煎取汁,分2次饮用。

(2)胃热腑实型:症见血脂升高,形肥体实,大便秘结,消谷善饥,口渴多饮,苔黄腻,脉弦等。宜采用清热通腑泻浊等治则。方用大承气汤加减。药用栀子、厚朴、枳实、黄芩各10克,大黄(后下)、胡黄连各6克,芒硝3克。随症加减:胃热盛者,加生石膏(先煎)30克,知母12克;口干口渴者,加生地黄15克,玉竹10克。每日1剂,水煎取汁,分2次饮用。

(3)脾肾两虚型:症见血脂升高,体倦乏力,腰酸腿软,腹胀纳呆,耳鸣眼花,尿少水肿,舌红苔白,脉沉细等。宜采用健脾益肾消脂等治则。方用消脂汤加减。药用生何首乌、山楂、生地黄各12克,菟丝子、女贞子、淫羊藿、泽泻、白术、黑芝麻各10克。随症加减:大便偏干者,加番泻叶3克(代茶饮),火麻仁10克;血瘀者,加丹参、蒲黄各10克。每日1剂，水煎取汁，分2次饮用。

(4)气滞血瘀型：症见血脂升高，胸闷憋气，胸痛烦躁，痛有定处，舌质暗淡或见瘀点，脉涩等。宜采用行气化瘀降脂等治则。方用桃仁红花煎加减。药用决明子15克，香附、青皮、陈皮、生地黄各12克，丹参、当归、赤芍、泽泻、延胡索各10克，桃仁、红花各6克。随症加减：热象明显者，去当归、红花，加野菊花12克，虎杖10克。每日1剂，水煎取汁，分2次饮用。

10. 糖尿病肾病的辨证施治方

(1)气血亏损、水瘀互结型：症见水肿尿少，头晕乏力，腰酸耳鸣，消瘦，舌质紫暗或见瘀点，脉细弱等。检查见尿蛋白阳性，或有轻度高脂血症或低蛋白血症；症情严重者，可出现典型的糖尿病肾病的蛋白尿、水肿、高血压三联征。宜采用益气补血，化瘀利水等治则。方用四君子汤加减。药用黄芪、茯苓、太子参各15克，白术、当归、车前子、川芎、赤芍、丹参各10克，白茅根20克，益母草12克，炙甘草6克。随症加减：水肿甚者，加大腹皮10克，薏苡仁12克；瘀血甚者，加蒲黄、五灵脂各10克。每日1剂，水煎取汁，分2～3次饮用。

(2)阴阳两虚、水瘀互结型：症见头昏目眩，气短乏力，恶寒肢冷，面色暗黑，腰酸耳鸣，水肿，舌质紫暗或见瘀斑、舌苔黄而干黑，脉沉细弱。检查见血压明显升高，贫血，尿素氮及肌酐可升高，血脂升高而血浆蛋白降低。宜采用温阳滋阴，破瘀消肿等治则。方用金匮肾气丸加减。药用熟地黄15克，泽泻12克，山茱萸、山药、当归、川芎、丹参、白术、茯苓各10克，附片、地龙、肉桂各6克。随症加减：大便秘结者，加枳壳10克，大黄（后下）5克；头昏目眩、虚阳上亢者，加龙骨（先煎）、牡蛎（先煎）各30克；水肿甚者，加生黄芪20克，泽泻10克。每日1剂，水煎取汁，分2～3次饮用。

11. 糖尿病性视网膜病变的辨证施治方

（1）肝郁气滞、目络受阻型：症见暴盲，眼底改变，视物不清，头痛目眩，口干咽燥，情志不畅，心烦易怒，舌红苔黄，脉弦等。宜采用疏肝解郁，通络消滞等治则。方用加味逍遥散加减。药用枸杞子15克，栀子12克，柴胡、当归、赤芍、白芍、牡丹皮、丹参、郁金各10克。随症加减：视乳头、视网膜水肿者，加薏苡仁12克，车前子15克；有出血者，去丹参、郁金，加三七1克；肝肾不足、目暗不明者，加熟地黄15克。每日1剂，水煎取汁，分2～3次饮用。

（2）肝肾阴虚、水亏目暗型：症见眼底有病变，视物如蚊蝇或云雾飘动，继之视物呈红色，目眩耳鸣，腰膝酸软，五心烦热，失眠多梦，舌质红、苔薄而干，脉弦数等。宜采用滋养肝肾，益精明目等治则。方用杞菊地黄丸加减。药用枸杞子、生地黄各15克，菊花、山茱萸、山药、牡丹皮、泽泻、茺蔚子、丹参、茯苓各10克。随症加减：眼底出血者，去丹参，加白茅根20克，墨旱莲12克；出血日久者，加当归、红花各6克。每日1剂，水煎取汁，分2～3次饮用。

12. 糖尿病酮症酸中毒的辨证施治方

（1）燥火亢盛型：症见烦渴引饮，喜冷饮难以自控，随饮随渴，四肢倦怠，或有纳差泛恶，舌暗红、苔薄黄或白腻，脉细数或濡数等。宜采用清泄肺胃，生津止渴等治则。方用白虎汤合玉女煎加减。药用生石膏（打碎先煎）30克，生地黄、牛膝各15克，知母、麦冬各12克，甘草、太子参、粳米各10克。随症加减：烦渴引饮、汗出不止者，加五味子、乌梅、玄参各10克，天花粉12克；消谷善饥明显者，加黄精30克，沙参、玉竹各15克；纳差、恶心、苔白腻者，加半夏、竹茹各12克，藿香10克；大便秘结者，加大黄、生何首乌各10克。每日1剂，水煎取汁，分2～3次饮用。

(2)浊毒中阻型：症见口燥唇焦，大渴引饮，渴饮无度，皮肤干瘪皱褶，精神委靡，嗜睡，胸闷纳呆，恶心呕吐，口有秽臭，时有少腹疼痛，大便秘结，舌红苔垢而燥，脉沉细或滑数等。宜采用清热导滞，芳香化浊等治则。方用增液承气汤合清胃汤加减。药用生石膏（打碎先煎）30克，麦冬、玄参、藿香各10克。随症加减：发热、大渴引饮、大汗出者，重用生石膏40克，加知母、石斛各12克，以清阳明气分之热；头晕、嗜睡不语者，加佩兰15克，石菖蒲10克，以芳香化浊；少腹疼痛如绞、舌紫暗有瘀斑者，加桃仁、赤芍、木香各10克，以活血理气；小便刺痛者，加车前子30克，黄柏、苍术各10克，以清利湿热。每日1剂，水煎取汁，分2～3次饮用。

(3)浊毒闭窍型：症见口干微渴，心烦不寐，烦躁不安，或嗜睡，甚则昏迷不醒，呼吸深快，食欲缺乏，口臭，呕吐，小便短赤，舌暗红而绛、苔黄腻而燥或苔黑，脉细数等。宜采用芳香开窍，清营解毒等治则。方用安宫牛黄丸合紫雪丹加减。药用生石膏（打碎先煎）30克，牛黄、水牛角（代犀角）、郁金、黄芩、玄参、黄连、栀子、石菖蒲各10克。随症加减：身热夜甚、斑疹隐隐者，加生地黄15克，赤芍、牡丹皮各

10克；热毒抗盛、热极生风者，加羚羊角、钩藤、白芍各10克。每日1剂，水煎取汁，分2～3次饮用。

(4)阴虚风动型：症见神倦欲寐，耳聋失聪，眼花目昏暗，手足蠕动、抽搐，舌红绛少苔，脉虚细数等。宜采用滋阴清热，柔肝熄风等治则。方用复脉汤合大定风珠汤加减。药用生地黄30克，白芍、麦冬各15克，牡蛎、鳖甲、阿胶各10克，炙甘草6克，鸡子黄1个。随症加减：心烦不寐且身热者，加黄连、黄芩各10克；五心烦热、低热绵绵者，加青蒿15克，牡丹皮12克，知母10克。每日1剂，水煎取汁，分2次饮用。

(5)阴脱阳亡型：症见口干唇焦，肌肤干瘪，面色苍白，自汗不止，四肢厥冷，呼吸低微，舌暗淡无津，脉微细欲绝等。宜采用益气养阴，回阳固脱等治则。方用生脉散合参附汤加减。药用人参15克，制附子、五味子、麦冬各10克。随症加减：恶寒蜷卧者，加肉桂、干姜各10克；大汗不止者，加黄芪30克；气短痰鸣者，加黑锡丹服用。每日1剂，水煎取汁，分2～3次饮用。

13. 糖尿病高渗性昏迷的辨证施治方

(1)肺燥津枯型：症见烦渴多饮，渴欲冷饮，口干咽燥，皮肤干燥，小便频数量多，大便干，舌质红、苔薄黄，脉细数等。宜采用益气养阴，生津止渴等治则。方用白虎汤合消温方加减。药用生石膏30克，藕汁12毫升，黄芩12克，知母、生地黄、麦冬、天花粉、甘草各10克。随症加减：气虚汗多者，加人参10克；大便秘结者，加大黄、芒硝各10克。每日1剂，水煎取汁，分2～3次饮用。

(2)痰浊中阻型：症见倦怠嗜睡，恶心呕吐，脘痞纳呆，舌红苔黄，脉滑数等。宜采用芳香化浊，和胃降逆等治则。方用温胆汤合藿香正气散加减。药用半夏、陈皮、茯苓、枳实、竹茹、藿香、川厚朴各10克。随症加减：便秘者，加大黄、芒硝各10克；恶心甚者，加黄连6克，吴茱萸3克。每日1剂，水煎取汁，分2～3次饮用。

(3)热入心包型：症见神志昏蒙，或有谵语，甚则昏迷，舌红绛少苔，脉细数等。宜采用清热凉营，芳香开窍等治则。方用清营汤加减。药用水牛角30克，麦冬、丹参、生地黄各15克，玄参、竹叶心、连翘、川黄连、金银花、石菖蒲各10克。随症加减：热入心包、昏迷不醒者，加服安宫牛黄丸或紫雪丹、至宝丹，灌服或鼻饲；痰蒙清窍者，加苏合香丸。每日1剂，水煎取汁，分2～3次饮用。

(4)阴虚动风型：症见头昏目眩，手足蠕动、强痉抽搐，或口噤不开、躁动不安，便秘，舌红苔黄，脉弦细数等。宜采用清热滋阴，凉肝熄风等治则。方用羚羊钩藤汤合黄连阿胶汤加减。药用山羊角30克，钩藤、生地黄各15克，白芍、黄连、阿胶各10克，甘草6克，鸡子黄1个。随症加减：躁动不安者，加生龙骨、生牡蛎各10克，以潜阳熄风；口噤不开、肢体强直者，加服至宝丹开窍。每日1剂，水煎取汁，分2～3次饮用。

(5)阴脱阳亡型：症见面色苍白，目闭口开，大汗不止，手撒肢冷，甚至二便自遗，脉微欲绝等。宜采用益气养阴，回阳固脱等治则。方用参附汤合生脉饮加减。药用人参15克，制附子、山茱萸、麦冬、五味子、生牡蛎、生龙骨各10克。随症加减：四肢厥逆者，加干姜、甘草各10克；大汗不止者，加黄芪20克。每日1剂,水煎取汁,分2~3次饮用。

14. 糖尿病乳酸性酸中毒的辨证施治方

(1)痰浊中阻型:症见倦怠乏力,腹胀纳呆,恶心呕吐,神昏嗜睡,舌苔白腻,脉濡或滑等。宜采用芳香化浊,和胃降逆等治则。方用藿香正气散合温胆汤加减。药用藿香、石菖蒲各12克,川厚朴、半夏、茯苓、枳壳、竹茹、陈皮各10克。随症加减:恶心呕吐不止者,加炒砂仁、旋覆花各10克,代赭石12克;便溏腹胀者,加白术、大腹皮各10克。每日1剂,水煎取汁,分2~3次饮用。

(2)痰浊蒙蔽型:症见神志昏蒙,时清时愦,肢体困乏,继则神志不清,舌苔厚腻,脉濡或滑等。宜采用豁痰开窍,化浊醒脾等治则。方用菖蒲郁金汤加减。药用鲜石菖蒲、郁金各12克,栀子、竹叶、牡丹皮、金银花、连翘、天枢丹(紫金锭)各10克。随症加减:热闭心窍者,加至宝丹;秽浊闭窍者,加苏合香丸。每日1剂,水煎取汁,分2~3次饮用。

(3)阴脱阳亡型:症见面色㿠白,大汗淋漓,目合口开,撒手遗尿,神志昏蒙,气短息微,四肢厥逆,舌淡苔腻,脉微欲绝等。宜采用益气养阴,回阳固脱等治则。方用参附汤合生脉散加减。药用人参、炮附子、干姜、麦冬、五味子各10克,甘草5克。随症加减:大汗不止者,加黄芪30克,龙骨、牡蛎各10克。每日1剂,水煎取汁,分2~3次饮用。

三、糖尿病患者的饮食调养

(一)饮食调养原则及饮食宜忌

1. 糖尿病患者的饮食调养原则

饮食疗法是治疗糖尿病的一项基本措施,其目的是为了防止血糖的升高,恢复和保护胰岛的功能。糖尿病患者的饮食调养原则如下。

(1)控制全日总热能:可使体重保持在正常标准范围内。摄入总热能应视病情和患者体重与标准体重之间的差距而定,病情越重,体态越胖,越应严格控制饮食,而消瘦型患者则要提高全日饮食的总热能。饮食成分力求做到“一高、二低、三适量”,即高纤维、低盐、低脂肪、适量的蛋白质和碳水化合物。但须强调,饮食疗法绝不是“饥饿疗法”。

(2)三大营养素比例适当:在限制总热能的基础上,碳水化合物、蛋白质与脂肪之间应有适当比例。儿童、孕妇、乳母、有消耗性疾病者,蛋白质比例可适当增加;消瘦者,脂肪可适当增加。

(3)养成良好的饮食习惯:良好的饮食习惯与合理的饮食调养,不仅能迅速控制糖尿病的发展,对轻型糖尿病患者而言,比药物控制病情更为重要,还可达到扶正祛邪、保持自身免疫功能、增强抗病能力和预防并发症发生的目的。良好的饮食习惯包括：①饮食有节。糖尿病患者进餐时不宜吃得太饱，要带三分饥。正如《内经》所曰："饮食有节，勿使进之，伤其正也。"宁可少食多餐也不要一餐吃得太多。力求在病情无波动的情况下做到定时定量进食，以免血糖波动。这样的饮食习惯既可减轻胰岛功能的负担，又可防止肥胖和其他并发症的发生。②平衡膳食。平衡膳食即饮食中的营养成分要全面，比例要适当，数量要充足，既能使患者乐意接受，又要提供足够的营养以满足生长发育及生活劳动的需要，还要减轻胰岛 B 细胞的负担。只要进食多样化，不偏食、挑食，就能保证营养平衡。不吃零食，不专门吃"高级营养"食品。饮食合理搭配，取长补短，才能提高各种营养素的利用率，使营养丰富，从而防止因长期单调饮食而引起的营养不良。③保持良好的进食情绪。进餐时应保持愉快心情，在饭桌上不议论使人不悦之事，不生气、不恼怒。如能心情舒畅地进餐，可使各种消化液分泌增加，既有利于食物的消化和吸收，也有利于血糖的稳定；但若进餐时心情不畅，则不良的情绪抑制了摄食中枢，食物嚼之无味，食欲会明显下降，而且波动的情绪可引起交感神经兴奋，促使糖原分解，以致血糖升高，对糖尿病患者十分不利。

(4)注意饮食卫生：糖尿病患者一定要把好"病从口入"这一关，食物应无毒、无害，符合营养卫生要求，不吃腐败变质的食物。例如，腐烂的生姜能产生"黄樟素"，此物质毒性很大，能使人体的肝细胞变性，故不能食用。变质的银耳会产生一种叫黄杆菌素的有毒物质，食用变质银耳中毒后，轻者感到上腹部不适，重者可因中毒性休克而死亡。目前，对这类中毒尚无有效药物治疗，故千万不能食用变质银耳。又如，豆浆是糖尿病患者经常食用的饮品，如未煮熟就食用，短时间内会出现恶心、呕吐、腹泻、腹痛等中毒症状。牛奶、豆浆宜现煮现饮，不宜长时间放在保温瓶内。夏季食物易腐败变质，最好不吃剩菜剩饭。不用旧书、报纸等包装食品。

(5)多吃五谷杂粮：糖尿病患者要多吃荞麦、薯类、麸皮等杂粮，做到“食不厌粗”。在每日的饮食中，建议植物粗纤维不少于15～20克，以刺激胰腺分泌胰岛素，提高血液中胰岛素含量，减少用药量，还可防止糖尿病性高血压、冠心病、高血脂及脑血栓形成。

(6)适时灵活加餐：适时加餐对防止糖尿病患者的低血糖反应十分重要。尤其是皮下注射胰岛素后，有可能出现血糖大幅度的回落，一般可在上午9～10时、下午3～4时及晚上睡前加餐。有些糖尿病患者病情不稳定，常有心悸、手抖、多汗、饥饿等低血糖反应。此时，可立即吃50克馒头或1块糖，以缓解低血糖发作。外出开会(或出差到外地等)生活不规律、吃饭不定时，易引起血糖变化，可随身携带一些方便食品(如咸饼干、方便面、奶粉等)，以便随时灵活加餐。

(7)酌情选食水果：新鲜水果含有丰富的维生素、纤维素、无机盐和水分，还含有较多的果糖和葡萄糖，故应根据糖尿病患者的具体情况，选择含糖量适当的水果。如病情尚未控制，血糖、尿糖均高时，最好不吃水果；重症者，不宜吃水果，以免引起病情恶化；如患者平素喜食水果，且病情比较稳定时，可以吃适量水果。吃水果的最佳时间是在餐前1小时，因可使水果中的果糖起到替代饮食的作用。如一次吃水果量较多，还应减少主食量。宜选择含糖量较低的水果，最好不吃含糖量在14%以上的水果（如杨梅、柿子、鲜桂圆等）。

（8）多吃富含维生素A、维生素C的食物：糖尿病患者易并发中心性视网膜炎、白内障、血管硬化等，因此应多吃富含维生素A、维生素C的食物，这对防治上述并发症十分有益。维生素A含量高的食物有动物肝脏、奶类、蛋黄等；富含胡萝卜素、维生素C的食物主要为各种新鲜水果如山楂、葡萄、樱桃、橘、梨、枇杷、猕猴桃等，以及有色蔬菜如胡萝卜、西红柿、韭菜、青椒、红椒等。

（9）多吃富含微量元素锌和铬的食物：补充微量元素锌和铬，是因为它们与胰岛素的组成有一定关系。含锌高的食物主要有动物睾丸、肝、肾，以及乳类、鱼类、蛤、蚌、牡蛎、淡菜等。富含铬的食物主要有高铬酵母、贝壳类、豆类及鱼、肉、海产品等。

（10）限制高盐饮食：糖尿病患者必须实行低盐饮食，每日摄盐量宜限制在5克以下。这是因为过多摄入盐有增强淀粉酶活性而促进淀粉消化和促进小肠吸收游离葡萄糖的作用，可引起血糖浓度增高而加重病情。此外，如长期摄入过多的盐还会诱发高血压，并加速和加重糖尿病心血管并发症的发展。

（11）限制吸烟、饮酒：吸烟可使火热内重，饮酒可使湿热内攻，两者皆是辛温耗津伤液之物，对糖尿病患者危害甚大，故均应限制。此外，长期饮酒会引起营养缺乏，对肝脏不利，常引起低血糖症、血糖波动过大、酮症酸中毒等多种并发症，对糖尿病控制不利，故对口服降糖药和注射胰岛素的糖尿病患者要禁酒。

2. 糖尿病患者的每日热能控制及三大营养素的合理搭配

(1)总热能的控制:糖尿病患者的每日热能需要量,可根据标准体重及劳动强度确定(表7、表8)。标准体重的简单计算方法为:标准体重(千克)=身高(厘米)-100(35岁以下-105)。应注意以下几点:①糖尿病患者可将实际体重对照标准体重,判断自己属于肥胖、正常,还是消瘦。一般而言,实际体重高于或低于标准体重10%以内为正常,超过20%为肥胖,低于20%为消瘦。②根据体重状态和劳动强度,选择每千克体重的热能量,并计算每日总热能。③肥胖者最好按每日摄入总热能减少2 092~4 184千焦(500~1 000千卡)的要求逐渐减少,其减少须根据肥胖程度和患者的耐受量而定。体重降低不宜过快过猛,否则患者可因蛋白质摄入不足而感到乏力,不能坚持。④儿童、孕妇、哺乳期妇女及消耗性疾病患者应适当增加热能。

表7 劳动强度种类

轻体力劳动	中等体力劳动	重体力劳动
脑力劳动、坐着的工作、洗衣、做饭、开车、慢走等	搬运轻东西、长距离行走、环卫工作、油漆工、管道工、电焊工、采油工等	室外建筑、搬运工、铸造工、翻砂工、收割、挖掘、钻井、伐木等

表 8　糖尿病患者每日每千克标准体重所需热能　[千焦(千卡)]

劳动强度	消　瘦	正　常	肥　胖
卧床休息	84～105(20～25)	63～84(15～20)	63(15)
轻体力劳动	147(35)	126(30)	84～105(20～25)
中等体力劳动	168(40)	147(35)	126(30)
重体力劳动	189～210(45～50)	168(40)	147(35)

(2)三大营养素的合理搭配：在总热能限制的前提下，放宽碳水化合物(糖类)的比率，即食物中碳水化合物占总热能的55%～60%，所采用的碳水化合物应主要为多糖类，在各种谷类、根茎类中含量丰富。高纤维食品属多糖类，但不提供热能，也不刺激胰岛素分泌，可延缓肠道对碳水化合物的吸收速度，降低餐后高血糖、高胰岛素血症及胰升糖素水平，增加胰岛素敏感性，降低血脂并减肥。蛋白质占总热能的12%～20%，提倡患者每日蛋白质摄入量应限制在0.5克/千克体重，特别对糖尿病肾病患者更应严格限制。动物蛋白质因富含必需氨基酸，其质量比植物蛋白质高，最好能占1/3。富含蛋白质的食物是肉类、蛋类及豆类。谷类中含蛋白质7%～8%，如患者每日用主食300克，即已从中获得植物蛋白质45克，再补充一些瘦肉、鸡蛋、牛奶、豆类等，就可满足蛋白质的需要。脂肪的摄入量应少于总热能的30%，其中饱和脂肪酸(如猪油、羊油、牛油)应少于10%，不饱和脂肪酸(单一及多元不饱和脂肪酸)应占20%左右。胆固醇(包括所有肉、蛋、黄油、动物内脏)，每日不应超过300毫克。高胆固醇血症患者，应严格限制胆固醇摄入量；高三酰甘油血症者，应限制总热能及碳水化合物的摄入。总之，

糖尿病患者的饮食计划要注意营养平衡，其原则是以植物性食物为主，动物性食物为辅，多吃绿色蔬菜及高纤维素食品，不吃甜食。

3. 糖尿病患者的饮食宜忌

糖尿病患者的饮食调养十分重要，也极为复杂，除了掌握调养原则之外，在日常饮食中还需要了解"宜"与"忌"，即哪些食物宜吃，哪些食物不宜吃（即忌吃），这对控制病情、防止并发症及促进康复等均十分有益。中医学认为，消渴病（即糖尿病）可分上消、中消和下消。上消多饮，属肺热津伤，宜吃清热润肺、生津止渴之食物；中消多食，属胃火灼盛，宜吃清胃泻火、养阴保津食物；下消多尿，属肾阴不足、虚火内灼，宜吃滋阴补肾固摄之品。西医学则认为，饮食调养要根据患者的性别、年龄、病情轻重、活动量消耗大小、体型胖瘦，以及各种食物中蛋白质、糖类、脂肪的含量多少而综合掌握。总的来说，糖尿病患者宜吃各种新鲜蔬菜，宜吃低脂肪饮食（尤其宜用植物油类），宜吃动物蛋白质和豆制品。应忌吃含糖多的水果、糕点、饼干、蜜饯果脯；忌吃炒爆香燥、湿热助火食品；忌吃辛辣刺激性食品；忌吸烟、饮酒。具体的宜吃食品和忌吃食品也可参考本书相关章节。当然，"宜"和"忌"均不能绝对化，以"优选"和"少吃"或"不吃"更为确切。

4. 肥胖型糖尿病患者的饮食注意事项

肥胖型糖尿病患者进行饮食控制有利于体重降低，而体重减轻了，则组织对胰岛素的敏感度就会增强，病情也就能得到改善。因此，减轻肥胖型糖尿病患者的体重是治疗中的一个重要措施，而饮食控制又是减轻体重的一项重要内容。在饮食控制的过程中，一定要注意营养平衡，以满足机体的正常需要，否则既不利于病情的控制，也有损于健康。肥胖型糖尿病患者的饮食注意事项如下。

(1)在病情稳定的情况下，应严格限制每日的热能供应，使之低于消耗量。但体重降低不宜过快，其减少量应根据肥胖程度和糖尿病患者的承受能力而定。膳食中限用高糖、高热能、高脂肪(包括植物油)的饮食。在保证机体对各种营养素基本满足需要的基础上，使热能摄入低于生理消耗量，促使体重逐渐下降，以达到理想体重为佳。

(2)每日主食量宜限制在150～200克，因为过低易出现饥饿性酮体。如感到饥饿，可食用高纤维蔬菜，既可减少热能摄入，又会产生饱腹感，有利于减肥膳食的坚持。

(3)严格控制脂肪摄入量，每日不得超过40克，其中饱和脂肪酸的摄入应小于总热能的1/3，尽量少吃或不吃动物脂肪；油脂的种类(如禽类、鱼类等)以选择不饱和脂肪酸为宜；忌食肥肉、油炸食物、花生、核桃等油脂多的食品；烹调菜肴时，宜用拌、煮等少油制法。

(4)蛋白质进食量不应太少，在控制热能的基础上，按每千克体重1克左右为佳，以选用蛋、乳、精瘦肉及豆制品为宜。

(5)宜多吃新鲜蔬菜，并适当进食豆浆、去脂牛奶、豆制品等，以补充由于饮食量减少而可能引起的无机盐与维生素的不足。必要时，可酌情补充钙和维生素片剂。

(6)在采用低热能饮食的同时，宜坚持运动疗法，可提高热能消耗，促进体脂的分解，以达到减轻体重的目的。忌“三天打鱼，两天晒网”式的运动及锻炼。

5. 老年糖尿病患者的饮食注意事项

老年糖尿病患者的饮食，除遵循一般糖尿病患者的饮食调养原则之外，还应强调以下几点注意事项。

(1)宜定时定量进食，忌暴饮暴食：老年人的消化功能随年龄增长而减弱，为使其消化功能保持有规律的运转，应强调定时定量进食，忌暴饮暴食，以免损伤脾胃；食物一定要烧熟煮透，忌半生不熟，以免吃后引起腹泻；进食要细嚼慢咽，忌狼吞虎咽；每餐用量宜以七八分饱腹感为进食量的标准，忌在临睡前随意进食。

(2)宜少食多餐，主副食品多样化：由于老年糖尿病患者对低血糖的耐受力较差，故每日以少食多餐(如每日4～5餐)为宜，主副食力求品种多样，以取长补短、合理搭配；忌为图省事而品种单调，以免使感官性状和营养素的质量达不到合理膳食的基本要求。

(3)宜以清淡素食为主，忌食肥甘厚味：由于老年糖尿病患者的体质、饮食习惯、嗜好等不同，对各类食物或营养素的需要也不一致，故应根据具体情况对各类食物的控制量进行调整。老年糖尿病患者的饮食以清淡为主，总热能不宜过多，以每日每千克体重126千焦已足够。热能来源以碳水化合物为主，占60%～65%，脂肪20%～30%，蛋白质12%～15%，其中动物脂肪和饱和脂肪酸应少于1/3，每日胆固醇不超过300毫克。中医学认为，高蛋白、高脂肪食物属于肥甘厚味，能产生湿热而不利于消除老年糖尿病患者的阴虚燥热，故他们不宜多吃肥肉、动物内脏、油炸食物及糖蜜制品，以免加重病情，甚至诱发酮症酸中毒等并发症；宜多进食新鲜蔬菜、荞麦、燕麦及豆制品等食物，宜食用低热能、低脂肪、低盐和高纤维食物。在保证膳食蛋白质供给的前提下，少吃荤，多吃素，菜肴烹调也应少油腻，食盐用量每日不超过 5 克为宜。

(4)进食环境宜整洁、安静，进食时要心情舒畅：以利于食物充分消化吸收。忌在不清洁、嘈杂、乱哄哄的环境下进食，忌带着“情绪”(如暴怒、大喜、大悲等)进食。

6. 儿童糖尿病患者的饮食注意事项

由于儿童正处于生长发育阶段，且其自制力较差，故儿童糖尿病患者与成人有很大的差异，他们的饮食控制既不能太严，也不能放任自流，需依靠家长来管理。家长应认真学习糖尿病的基础知识，在医生指导下帮助患儿选择适当的饮食调养方法，既要稳定其病情，又要满足其生长发育需要。儿童糖尿病患者的饮食注意事项如下。

(1)对儿童糖尿病患者的饮食调养，必须根据儿童生长发育旺盛的特点，提供足够的热能和蛋白质，以保证营养平衡，满足生长发育的需要。与此同时，一定要注意多进食富含维生素和微量元素的食物，如新鲜蔬菜和低糖水果(含糖量在 14%以下的水果，如草莓、枇杷、柚子等)。

(2)脂肪摄入量不宜过多，尤其应严格控制动物脂肪的摄入，以防止肥胖及心血管并发症的发生。蛋白质、脂肪和碳水化合物占总热能的比例分别为 20%、30%和 50%。不同年龄糖尿病患儿每千克体重所需的热能应不同：5 岁以下儿童，每日 210 千焦/千克体重；10 岁以下儿童，每日 168～188 千焦/千克体重；15 岁以下儿童，每日 128～168 千焦/千克体重。

(3)定时定量进餐，除 3 次正餐外，可再加餐 2～3 次，以防血糖波动过大，导致低血糖和酮症酸中毒的发生。掌握好饮食量、活动量与胰岛素用量三者之间的平衡关系，根据活动量的增减调整饮食量、餐次及胰岛素用量。

7. 糖尿者患者宜选用的动物性食品

(1)猪胰：为猪科动物猪的胰脏。猪胰含有与人胰相似的化学成分，其性平，味甘，有益肝、补脾、润燥之功效。《本草经疏》曰，“猪胰盖是甘寒滑泽之物，甘寒则津液生，滑泽则垢腻去”。唐代陈藏器《本草拾遗》曰，猪胰“和枣肉浸酒服之，亦能主痃癖羸瘦”。宋代苏颂《本草图经》曰：猪胰“主肺气干胀喘急，润五脏，去皴、疱、皯䵳，并肪膏”。其中所指，与西医学所述糖尿病并发皮肤疮、疖、疱、痈及色素异常沉积等病症很相似。中医学认为，人体某脏虚损，可用相对应的动物脏器补之，故上述病症所致“羸瘦”当食猪胰，符合“以脏治脏”的原则。《食物中药与便方》介绍猪胰可治疗糖尿病口渴、多尿、饥饿等症状。用新鲜猪胰 1 具，洗净后于沸水中烫至半熟，以酱油拌食，每日 1 剂，有胰岛素样作用。临床观察发现，单味猪胰或以猪胰合用山药、黄芪、黄精、薏苡仁等治疗糖尿病，有较好的疗效。猪胰适用于阴液不足之消渴、肺虚咳嗽、脾虚下痢、乳汁不通、咯血等。

(2)鹌鹑：属于候鸟，其肉味甘，性平，归脾、胃、大肠经，有补五脏、益中气、利水消肿等功效，对气虚型糖尿病有辅助治疗作用。每100克鹌鹑肉含蛋白质22.2克，还含多种人体必需氨基酸、卵磷脂、无机盐、维生素和少量激素，其肉质细嫩，营养丰富，易于吸收，是典型的高蛋白、低脂肪、低胆固醇的滋补佳品，有“动物人参”之称。

鹌鹑蛋性平，味甘，有补益气血、强身健脑、补五脏等功效，对糖尿病及高血压、肺结核等患者有滋补调治作用。鹌鹑蛋所含卵磷脂、脑磷脂、胱氨酸、赖氨酸、维生素及铁、钙、磷等均明显高于鸡蛋，而胆固醇含量较鸡蛋低1/3。

(3)牛奶：性平，味甘，归心、肺、脾经，有利虚损、益肺胃、生津润肠功效。《饮膳正要》曰，牛奶“润五脏、利大小便，益十二经脉”。《名医别录》曰，牛奶“补虚羸、止渴”。《广利方》曰，“治消渴，心脾中热，下焦虚冷，小便多，渐羸瘦，生牛、羊乳，渴即饮三、四合”。牛奶含糖量约为4.8%，属低糖食品；所含蛋白质为完全蛋白质(含8种必需氨基酸，尤以赖氨酸、蛋氨酸含量丰富)。虽然牛奶中含少量胆固醇，但由于牛奶含有3-羟基-3-甲基戊二酸，对肝脏合成胆固醇有抑制作用，不仅不会引起胆固醇增高，反而有降低体内胆固醇作用。因此，糖尿病患者宜饮之，高血脂、冠心病患者不必忌饮。但平素脾胃虚弱、腹胀便溏者忌饮，素有痰湿积饮者忌服。

(4)羊奶：性温，味甘，有益气补虚、养血润燥、润肺止咳等功效。《食疗本草》曰，“羊乳补肺、肾气，亦主消渴”。《药性论》曰，“羊乳，润心肺，治消渴”。羊奶中蛋白质、脂肪、钙质等成分均高于牛奶，且易吸收，其含糖量也仅有4.8%，故适用于消渴者。此外，羊奶也适用于久病体弱者，为孕妇、产妇、儿童、老年人的滋补饮食。

(5)马奶:性凉,味甘,有补血润燥、消热止渴功效。《唐本草》曰,“马乳止渴疗热”。清代王孟英曰,“马乳功同牛乳而性凉不腻,补血润燥,善清胆胃之热,利头目,止消渴”。故马奶适宜糖尿病患者常饮。

(6)雉肉:俗名野鸡肉,性温,味甘、酸,归脾、肝、肾经,有益气养血、强筋健胃、补中止痢等功效。唐代孟诜《食医心境》曾记载两方。其一,“治消渴饮水无度,小便多,口干渴:雉一只,细切,和盐、豉作羹食”。其二,“治消渴舌焦口干,小便数:野鸡一只,以五味煮令极熟,去肉取汁,渴饮之,肉也可食”。从症状分析,颇与现代的糖尿病相似。《饮膳正要》曰,“雉肉,入五味如常法作羹膳食之,消消渴口干,小便频数”。雉肉含有丰富的蛋白质,含糖与脂肪量均很低,故适用于糖尿病患者经常食用(尤适用于冬季食用),也适用于脾胃气虚下痢、慢性痢疾等患者食用。

(7)蚕蛹:为蚕蛾科昆虫家蚕的蛹(包括僵蛹),性平,味甘、咸,归肺、肝二经,有化痰散结、祛风泻火、补虚损、壮阳事、止消渴等功效。唐代《日华子本草》曰,蚕蛹“治风及劳瘦”。明代李时珍《本草纲目》曰,“蚕蛹煎汁饮,止消渴”。《医林纂要》曰,“蚕蛹和胃,去风湿,长阳气”。蚕蛹属高蛋白营养品,含丰富的蛋白质、脂肪,其中主要成分是不饱和脂肪酸、甘油酸及少量卵磷脂、甾醇、脂溶性维生素等。临床药理研究发现,蚕蛹有降低血糖作用,单味蚕蛹或僵蛹应用于糖尿病治疗均有效。

(8)黄鳝:性温,味甘,归肝、脾、肾三经,有补益气血、温阳健脾、滋补肝肾、祛风通络之功效。黄鳝属高蛋白、低脂肪的补益食品,每 100 克黄鳝肉中含水分 80 克,蛋白质

18.8 克,磷 150 毫克,钙 38 毫克,铁 1.6 毫克,维生素 A 50 微克,硒 34.56 微克,还含镁、钾、锌、铜、锰等无机盐。日本营养学家熊本正一发现黄鳝对糖尿病有良好的治疗作用,黄鳝体内含有两种能显著降低血糖的黄鳝素(即黄鳝素 A 和黄鳝素 B),可用于治疗糖尿病。日本已用黄鳝素 A 和黄鳝素 B 为主要原料,生产出一种降糖新药——"糖尿清",正用于治疗糖尿病。此外还有报道,从黄鳝中提取出一种含有天然蛋白质的成分,给实验家兔喂服后,对糖代谢有双向调节作用。这种有效活性成分对家兔正常血糖无明显影响,但对静脉注射葡萄糖引起的家兔高血糖有明显降低作用,且可持续 1～4 小时,较大剂量或连续应用并不导致低血糖,还对胰岛素所致的低血糖有拮抗作用。另有研究报道,富硒地区人群的糖尿病慢性并发症,特别是心血管并发症的死亡率明显低于低硒区的人群,补硒对胰岛 B 细胞有保护作用。故糖尿病患者经常食用黄鳝及其药膳,是有助于降血糖和改善其临床症状的。凡病属虚热者不宜食,有瘙痒性皮肤病者慎用。

(9)泥鳅:性平,味甘,归脾、肺二经,有补中气、暖脾胃、祛湿邪、治消渴、疗痔、壮阳、止虚汗等功效。《医学入门》曰,泥鳅"补中、止泄"。李时珍《本草纲目》曰,泥鳅"暖中益气,醒酒,解消渴"。《滇南本草》曰,泥鳅"煮食治疮癣,通血脉而大补阴分"。泥鳅是高蛋白、低脂肪的高级滋补品,被称为"水中人参"。每 100 克泥鳅中含蛋白质 18.4 克,脂肪 3.7 克,碳水化合物 2.5 克,灰分 2.2 克;还含磷 302 毫克,钙 299 毫克,硒 35.3 微克,锌 2.76 毫克。上述无机盐等成分不仅有助于降血糖,而且在得到钙、磷不断补充中,可有效地遏制或阻断糖尿病酮症酸中毒和非酮症高渗性综合征的发生、发展。另外，泥鳅所含脂肪中有类似二十碳五烯酸(EPA)的不饱和脂肪酸，其抗氧化能力强，对胰岛B细胞有较强的保护作用。泥鳅补而能清，诸病不忌。

(10)海参：性温，味咸，归心、肾二经，有补肾益精、养血润燥等功效。《本草求原》曰，海参"润五脏，滋精利水"。《本草从新》曰，海参"补肾益精，壮阳疗痿"。每100克海参(干品)含蛋白质50.2克，镁1047毫克，硒150微克，还含有较为丰富的铁、锌、钾、钒等无机盐。研究表明，糖尿病患者的镁缺乏可能是由于长期糖尿继发尿镁排出过多，而低镁又是胰岛素分泌不足、胰岛素抵抗的发病原因之一。同时，缺镁时肌醇向细胞内转运速率下降，导致细胞内肌醇缺乏，从而引起糖尿病慢性血管并发症的发生。临床实验研究已证明，在1型和2型糖尿病中存在着低镁血症，故糖尿病患者如能经常定量食用海参或与海参伍用的药膳、食疗，肯定是十分有益的。需要注意的是，"脾弱不运、痰多、便滑、客邪未尽者，均不可食""泻痢遗滑人忌之，宜配涩味而用"。

8. 糖尿病患者宜选用的蔬菜类及其他副食品

(1)南瓜：性温，味甘，有补中益气、消炎解毒、止痛杀虫等功效。南瓜营养成分全面而丰富，不仅含有人体三大营养素(蛋白质、脂肪、碳水化合物)，而且含有8种人体必需氨基酸，多种维生素(维生素B_1、维生素B_2、维生素B_6、维生素C、维生素E及维生素A等)，多种无机盐(钾、钙、镁、铁等)和微量元素(其中钴含量为每千克南瓜含126毫克，居各类蔬菜、粮食之冠)，还有果胶(每100克干品南瓜含果胶7～

17克）及甘露醇等。南瓜能降血糖，其原因包括：①南瓜含有大量的维生素A原，可使胰脏功能增强，促进胰岛素分泌，改善体质，故对糖尿病有效。②南瓜富含微量元素钴，而钴是胰岛细胞维持功能所必需的微量元素，它能增加体内胰岛素的释放，促使糖尿病患者的胰岛素分泌正常化，从而降低血糖，这是南瓜能防治糖尿病的药理基础，也是关键所在。③南瓜中的果胶有极好的吸附性，当与淀粉类食品混合时，能提高胃内容物的黏度，并调节胃内食物的吸收度，使碳水化合物吸收减慢，并推迟食物排空，从而降低血糖。此外，果胶在肠道内可形成一种凝胶状物质，使消化酶和营养物质不能均匀混合，延缓了肠道对营养物质的消化和吸收，从而控制餐后血糖升高。

南瓜子性平，味甘，《中国药植物图鉴》记载，“炒后煎服，治产后手足水肿、糖尿病”。适用于糖尿病及痔疮患者食用。

（2）苦瓜：为葫芦科一年生攀缘草本植物，果实呈长圆筒状或纺锤状，表面有瘤状突起，成熟时呈黄赤色，果肉呈鲜红色，有苦味。青苦瓜性寒，味苦，有祛暑解热、明目清心功效；熟苦瓜性平，味苦，有养血滋肝、补益肝肾功效。《泉州本草》曰，苦瓜“主治烦热消渴引饮，风热赤眼，中暑下痢”。《滇南本草》曰，苦瓜“泻六经实火，清暑，益气，止渴”。每100克苦瓜含有碳水化合物15克，蛋白质4.5克，脂肪1克，磷145毫克，钙90毫克，铁3毫克及镁、锌等无机盐；维生素C 84毫克（为蔬菜之冠），维生素B_2 0.36毫克。苦瓜含有苦瓜苷及多种氨基酸、果胶等活性成分。印度的凯赫娜博士报告，已从苦瓜中提取出一种胰岛素样的“多肽-P”物质，有明显的降血糖、降血压作用，预言将来可代替胰岛素。动物药理实验表明，给正常的及患四氧嘧啶性糖尿病的家兔苦瓜浆汁灌胃后，可使血糖明显降低；给家兔口服苦瓜苷可降低血糖，作用方式与甲苯磺丁脲相似且较强。此外，美国堪萨斯州大学的学者们发现，苦瓜含有一种蛋白脂类成分，具有刺激和增强动物体内免疫细胞的能力，推测苦瓜蛋白脂类在不久的将来可成为一种抗癌新药造福人类。因此，苦瓜除作为一种降糖食物，适用于上消、中消的糖尿病患者外，还可作为一种抗癌食品来食用。

(3)冬瓜：有“减肥瓜”之美称，其性凉，味甘、淡，归肺、大肠、小肠及膀胱四经，有清热利水、解毒消痰、利尿等诸多功效。明代李士材《本草图经》曰，冬瓜“主三消渴痰，解积热，利大、小肠”。南北朝陶弘景《名医别录》曰，冬瓜“主治小腹水胀，利小便，止渴……解毒，消渴，止烦闷，直捣绞汁服之”。《本草再新》曰，冬瓜“清心火，泻脾火，利湿去风，消肿止渴，解暑化热”。唐代孟诜《食疗本草》曰，冬瓜果实“益气耐老……欲得体瘦轻健者，则可长食之”。冬瓜是低热能、低脂肪、含糖量极低的高钾（K 因子＞43）低钠蔬菜，且含多种无机盐、维生素及胡芦巴碱、丙醇二酸、甘露醇等活性成分。对 2 型糖尿病伴有肥胖者而言，多食冬瓜既能减肥，又能降血脂，不失为首选佳蔬。冬瓜除治疗糖尿病外，还可治水肿、脚气病、急性肾炎等。

此外，消渴不止的糖尿病患者宜多食冬瓜皮，有止渴作用。

(4)黄瓜：为葫芦科植物，性凉，味甘，无毒，归胃、脾、大肠三经，有利尿、清热、解毒、生津、止渴之功效。李时珍《本草纲目》曰,“黄瓜清热止渴,利小便”。《日用本草》曰,“黄瓜性凉,除热润燥,消胸中烦躁,解渴,生津,止腹泻”。黄瓜是低热能、低脂肪、含糖低的优质食物,含钾量高(K因子>20),属高钾植物,还含钙、磷、镁、铁、果胶、纤维素、葫芦素A、葫芦素B、葫芦素C、葫芦素D,多种维生素(维生素B_1、维生素B_2、维生素C、维生素E等)及丙醇二酸等。其中,丙醇二酸的重要作用是能有效地抑制碳水化合物在体内转变成脂肪,而脂肪在体内聚积、堆积过多,便会形成肥胖。因此,食用黄瓜对防治糖尿病具有重要意义。此外,黄瓜中含有柔软的细纤维,有促进肠道腐败物质排泄及降低胆固醇作用,故有降血脂、减肥、美容、防皱等作用。黄瓜尤适用于燥热伤肺、胃燥伤津型糖尿病患者,如能经常适量食用黄瓜及其制品,不仅可改善临床症状,还有助于防治肥胖症、高血压等并发症。

(5)丝瓜:性凉,味甘,归肝、胃经,有清热化痰、凉血解毒、通经络、行血脉、润肌美容、下乳、通便等功效。明代李时珍《本草纲目》曰,丝瓜“煮食除热利肠”。《陆川本草》曰,丝瓜“治男妇一切恶疮、小儿痘疹余毒,并乳疽、疔疮”。丝瓜是低热能、低含糖量的高钾食品(K因子>44),每100克丝瓜含维生素C 8毫克、维生素A 0.32毫克、维生素B_2 0.06毫克、维生素B_1 0.04毫克,还含钙、镁、磷、钾等无机盐及蛋白质。丝瓜含皂苷。经常食用丝瓜,可治疗燥热伤肺、胃燥伤津型糖尿病,对中老年2型糖尿病合并高血压及皮肤病患者尤其适用。

(6)胡萝卜:性微寒,味苦、辛,有健脾和胃、补肾养血等功效。李时珍曰,常食胡萝卜“有益无损”。胡萝卜含钙、磷、镁、钾等无机盐和铜、锰、钴、铁、碘、氟等人体必需的微量元素；还含多种维生素，目前世界上已发现的维生素共计有20多种，胡萝卜的根体内占了一半以上，而且每100克胡萝卜含胡萝卜素可达4 010微克以上（折合视黄醇当量668微克以上），这在所有蔬菜及根茎食物中是很少见的。有学者发现，胡萝卜提取液中有一种能降低血糖的成分，故证明了胡萝卜有降血糖作用。胡萝卜含β-胡萝卜素十分丰富，在人体内可转化为维生素A，对维护脑及中枢神经系统的正常功能状态、减轻并缓解紧张情绪、保护和营养眼睛（包括视网膜组织细胞等）都具有重要作用；胡萝卜含有的琥珀酸钾盐，有降低血压作用。因此，常食胡萝卜对防治糖尿病及其并发症如高血压、神经组织损伤、视网膜损伤等病症，均有较好效果。

(7)白萝卜：为十字花科植物莱菔的新鲜根茎，其性凉，味甘，归脾、胃经，有除燥生津、利尿止渴、除脂化痰、消食解毒之功效。白萝卜含甲硫醇、香豆酸、阿魏酸、咖啡酸、苯丙酮酸、羟基苯甲酸和多种氨基酸，还含莱菔苷和维生素A、维生素B_1、维生素B_2、维生素C、胡萝卜素及钙、磷、铁、锰等多种无机盐。白萝卜所含香豆酸等活性成分有降血糖作用；白萝卜还含有促进脂肪代谢的物质，可避免脂肪在皮下堆积，故有明显的减肥作用。白萝卜不含草酸，因其含钙量高，是机体补钙的良好来源，故有助于改善糖尿病患者并发的骨质疏松症，并可纠正细胞内缺钙和对抗糖尿病肾病的发展。常食白萝卜对中老年2型糖尿病患者大有益处。

(8)芹菜：性凉，味甘、苦，归肝、肾二经，有清热、平肝、利水、健胃、降血压、降血脂等功效。清代王士雄《随息居饮食谱》曰，“芹菜甘凉清胃，涤热祛风，补口齿、咽喉，明目”。《本草推陈》记载，芹菜“治肝阳头昏，面红耳赤，头重脚轻，步行飘摇等症”。芹菜属于含糖量很低的清淡蔬菜，含大量的粗纤维及丰富的钙、磷、铁等无机盐，还含有多种维生素及芹菜碱、芫荽碱、甘露醇、挥发油等活性成分。大量医学研究证实，芹菜含有的芹菜碱有降压安神作用。芹菜还有加速脂肪分解的作用。意大利米兰大学研究人员利用芹菜中的一种能促使脂肪加速分解和消失的物质，受试者吃芹菜可使体重在 1 周内减轻 3.6～3.9 千克。因此，经常食用芹菜，对糖尿病（特别是 2 型糖尿病兼肥胖）患者大有益处，不仅有助于降血糖，还兼有防治其并发症如高血压、肥胖症等的作用。

(9)山药：为薯蓣科多年生蔓生草本植物薯蓣的块根，其性平，味甘，有健脾补肺、益精固肾等功效。张锡纯《医学衷中参西录》中记载的“玉液汤”与“滋膵饮”这两个治疗消渴病的效方中，均用大剂量山药配伍黄芪。山药主要含有蛋白质、脂肪、薯蓣皂苷、谷甾醇、胆碱、黏液质、淀粉酶、多种氨基酸，以及钙、磷、铁等无机盐，山药黏液中含有甘露聚糖和植酸。山药有降血糖作用，动物实验表明，用山药水煎剂给小鼠灌胃，连续 10 日，可以降低正常小鼠的血糖，对四氧嘧啶引起的小鼠糖尿病有防治作用，还可对抗由肾上腺素或葡萄糖引起的血糖升高。山药是治疗糖尿病与抗衰老的良药，尤适用于中老年 2 型糖尿病患者，长期食用山药后，不仅能降低血糖，还能增强体质、延年益寿，延缓或阻止心血管并发症的发生。糖尿病患者容易饥饿，经常吃山药，既能充饥，又能治疗，可谓两全其美。但须注意：在防治糖尿病食疗应用中以山药代粳米，应减少主食（如粳米）用量。

（10）海带：性寒，味咸，归肝、肾经，有消痰软坚、利水消肿、清热、降血压等功效。明代李时珍《本草纲目》中有用海带治大脖子病的记载，晋代葛洪《肘后方》中有配用海带入药治疗瘿病的“海带酒方”。每100克海带含蛋白质8克，纤维素4克，脂肪0.1克，钙1 177毫克（其中人体可利用的结合钙高达348毫克），磷216毫克，铁150毫克，碘24毫克，烟酸1.6毫克，胡萝卜素0.57毫克，维生素B_2 0.36毫克，维生素B_1 0.09毫克，还含有钾、锌、钴、氟等元素，以及藻胶酸、昆布素、甘露醇、岩藻甾醇、黑麦草内酯、戊聚糖、半乳糖、半乳糖醛酸、阿拉伯糖、木糖、D-甲基木醇、洋芫荽糖等活性成分。海带所含的碘经研究证明有类激素样作用，能提高人体内生物活性物质的功能，可促进胰岛素及肾上腺皮质激素的分泌，提高脂蛋白的活性，促进葡萄糖和脂肪酸在肝脏、脂肪、肌肉组织的代谢和利用，从而发挥降血糖和降血脂作用，并有降血压、抗动脉硬化作用。国外有学者曾报道糖尿病并发骨质疏松，并收集到糖尿病可引起体内矿物质（无机盐）代谢紊乱，使骨骼中无机盐成分减少的证据，在患糖尿病2～3年后，骨中钙变得明显减少，病程低于5年的糖尿病患者的骨质疏松症可与长期糖尿病者一样严重。因此，糖尿病患者经常吃一些与海带配伍的食品、药膳是大有裨益的，既可防治糖尿病并发的骨质疏松症，又可防治心脑血管病。注意：海带性寒而滑，脾胃虚寒且便溏不实者不宜食用；孕妇及哺乳期妇女忌食，因为大量吃海带对胎儿会产生不良影响，过多的碘可引起胎儿甲状腺发育障碍，婴儿出生后可能会出现甲状腺功能低下。

(11)银耳:又名白木耳,是我国特有的珍贵食用菌,以干燥、朵大、体轻、有光泽、胶质厚者为上品,朵小色黄者次之。银耳性平,味甘、淡,归肺、胃、肾三经,有滋阴润肺、生津止渴、益气补肾、养血安神等功效。《本草问答》曰,银耳"滋阴养胃,润肺生津,和血益颜"。《陆川本草》曰,银耳"润肺滋阴,益气和血"。银耳的营养价值和药用价值均很高,有"菌中之冠"之称,它含丰富的胶原蛋白,含有17种氨基酸(其中7种为人体必需氨基酸);还含有维生素 B_1、维生素 B_2、维生素C和钙、磷、镁、钾、钠、铁等多种无机盐,以及银耳多糖、多缩戊糖、葡萄糖醛酸及辅酶 Q_{10};更为可贵的是,每100克银耳(干品)含膳食纤维高达30.4克,且含钾量相当高(K因子$>$19),属高钾食品。流行病学研究发现,糖尿病、高血压、高脂血症及动脉粥样硬化等疾病的发生,均与膳食纤维的摄入不足有关。银耳含膳食纤维丰富,且富含胶质,故有助于降血糖、降血压和降血脂。中老年2型糖尿病患者经常食用银耳或服食银耳配制的药膳,不仅有助于降血糖及有效地控制病情,而且有利于防治其并发症(如高血压、高血脂等)。

(12)魔芋:为天南星科多年生植物魔芋的块茎。它含葡萄糖甘露聚糖(简称葡甘聚糖)达50%,蛋白质30%,还含大量纤维素、维生素、17种氨基酸、多种不饱和脂肪酸,以及钙、铁等无机盐。魔芋所含葡甘聚糖是一种半纤维素,其吸水性极强,吸水后体积可增长50～80倍,形成体积很大的凝胶纤维结构,提高了食物黏度,延缓了胃排空及食物在肠道内的消化吸收,故能有效降低餐后血糖,并有降脂作用;另外,魔芋含热能极低,加之由于吸水后体积膨胀增大,在胃内停留时间延长，故能控制糖尿病患者的热能摄入，减轻体重，又能增加饱腹感，减轻糖尿病患者饥饿的痛苦，防止大便干燥。因此，糖尿病患者适当吃些魔芋颇有益处。注意：魔芋有毒性，食用时须加工，内服时必须先煎煮2小时，取汁服，勿食芋渣，以免中毒。魔芋中毒的症状主要为舌及咽部灼热、痒痛、肿大。缓解上述症状可用白醋或黑醋30～60毫升，加姜汁少许，口含、漱口或内服。据报道，魔芋已加工成精粉，并加工成魔芋豆腐、魔芋挂面等各种食品，有望成为理想的高纤维食品。

(13)豆制品：豆制品是指用黄豆、黑大豆制成的食品，包括豆浆、豆腐脑、豆汁等。四川某医院的临床观察发现，糖尿病患者每日分3次服食120克煮熟的黄豆，每次40克，连用1个月，大部分糖尿病患者的血糖、尿糖基本恢复到正常水平。国外有学者对600名糖尿病患者进行临床观察发现，饭后饮用豆制品饮料可以减少人工胰岛素的使用量，有1/3的糖尿病患者可以不需要再接受胰岛素治疗。大豆性平，味甘，归脾、肾、大肠经，有健脾宽中、润燥消渴、益气养血、活血利水等功效，故豆制品是糖尿病患者极好的保健食品。

(14)黑芝麻：为胡麻科一年生草本植物芝麻的成熟黑色种子，其性平，味甘，归肝、肾二经，有补益肝肾、滋养五脏之功效。《玉楸药解》曰，“黑芝麻补益精液，润肝脏，养血舒筋”。《医林纂要》曰，芝麻“黑色者能滋阴，补胃，利大、小肠，缓肝，明目，凉血，解热毒”。黑芝麻富含油脂(高达61.7%)，且多为不饱和脂肪酸，其中有棕榈酸、亚油酸、花生酸等甘油酯，还含芝麻酚、芝麻林素、芝麻素、多缩戊糖、卵磷脂及钙、磷、铁、叶酸，以及多种维生素(维生素A、维生

素 B_2、维生素 D、维生素 E）等成分。特别值得一提的是，黑芝麻含有丰富的维生素 E。维生素 E 有清除生物膜内产生的自由基的功能，从而可阻止生物膜被氧化。口服维生素 E 可保护胰岛细胞，并缓解糖尿病合并的神经系统症状。药理试验表明，黑芝麻可增加肝脏及肌肉中糖原含量，有降低血糖作用。糖尿病患者常食黑芝麻及其配制的药膳，有助于降血糖及改善糖尿病患者自主神经功能失调所致的便秘。

9. 糖尿病患者宜选用的果类食品

糖尿病患者一般可选择含糖量低的果类食品，而含糖量高的果类食品（指含糖量在 14%以上）最好不吃。果类食品含糖量见表 9。

表 9　果类食品含糖量

类　别	名　称	含糖量(%)
水　果	西瓜、白兰瓜（可食部分）、草莓、枇杷	4～7
	鸭梨、柠檬、鲜椰子肉、李子、樱桃、哈密瓜、葡萄、菠萝	8～10
	香果、杏子、无花果、橙、柚子、鲜荔枝、苹果	9～13
	柿子、鲜桂圆、香蕉、沙果、杨梅、石榴、甘蔗汁	14～19
	鲜枣、红果、海棠	20～25
干　果	荔枝干、杏干、柿干、桂圆干、大枣、蜜枣、葡萄干	50～80
坚　果	葵花子、核桃	10～15
	西瓜子、花生仁	16～25
	栗子	40～45

(1)西瓜及西瓜皮：西瓜为葫芦科植物西瓜的果瓤；西瓜皮为西瓜的果皮，又称西瓜翠衣。西瓜性寒，味甘、淡，归

心、胃、膀胱经；西瓜皮性凉，味甘，无毒，归脾、胃二经，均有清热解毒、止渴、利尿等功效。西瓜含水量高达96.6%，果汁含苹果酸、果糖、葡萄糖、钙、磷、铁、多种氨基酸，以及维生素A、B族维生素、维生素C等。西瓜皮含有机酸、酶类、糖类及丰富的维生素C和蜡质等成分。中医临床常将西瓜翠衣与其他药物联用治疗糖尿病口渴、尿浊症，以及高血压、肾炎等并发症，具有较好疗效。注意：凡糖尿病患者病情尚未控制，血糖、尿糖均高时，忌食西瓜，因西瓜中含有较多的果糖、葡萄糖、蔗糖，多吃西瓜会使血糖升高，加重病情。凡中寒湿盛的糖尿病患者忌用。

(2)草莓：为蔷薇科多年生草本植物草莓的果实，其性凉，味甘、酸，有解暑清热、生津止渴、利尿止泻、利咽止咳等功效。《食物中药与便方》中介绍，“糖尿病，消渴尿多：鲜草莓频频食之”。草莓含葡萄糖、蛋白质、钙、磷、铁、镁、胡萝卜素、柠檬酸、苹果酸，以及维生素B_1、维生素B_2、维生素C等。由于草莓含有一定糖分，应当适量食用。此外，脾胃虚寒者不宜食用。

(3)罗汉果：亦称长寿果，为葫芦科多年生攀缘藤本植物罗汉果的成熟果实，其果实呈圆形或长圆形，被黄色或黑色柔毛，因形似罗汉的肚子而得名。罗汉果性凉，味甘，归肺、脾二经，有清肺止咳、润肠通便功能。每100克罗汉果(干品)含膳食纤维(即可溶性膳食纤维)可高达38.6克，这种纤维能改善糖代谢，有利于糖尿病患者的血糖控制；罗汉果还含有多种维生素(如维生素B_1、维生素B_2、维生素C等)及钾(K因子>12)、钙、镁、铁、锰、锌、铜、磷、硒等多种无机盐，属高钾食品。实验证明，罗汉果中的甜味素占1%，是非糖成分，为三萜类化合物，具有一定的抗癌作用。中老年燥热伤肺、胃燥津伤型轻症糖尿病患者经常冲服适量罗汉果，是有一定的防治效果的。

(4)柚子：为芸香科常绿乔木植物柚的成熟果实，其性凉，味甘、酸，有理气开胃、生津止渴、化痰止咳、润肠通便功效。柚子富含维生素C、维生素P；含柚皮苷、新橙皮苷、枳属苷；还含挥发油柠檬醛、芳樟醇、牦牛儿醇和邻位苯甲酸甲酯等活性成分。据测定分析，福建华安所产柚子含钾量很高(K因子>39)，属优质高钾食品。药理研究表明，新鲜柚子果汁中含有拟胰岛素样成分，有降低血糖功效。柚子是2型糖尿病患者的理想食品，以食用新鲜者为佳。它不仅有助于降低血糖、清除尿糖，而且有助于防治糖尿病的并发症——高血压和动脉粥样硬化。注意：柚子有润肠致泻作用，凡有便溏泄泻、少腹虚寒者，不宜食用或慎食之。

(5)番石榴：是桃金娘科植物番石榴的成熟果实。每100克番石榴果肉含维生素C 125～180毫克，大约是柑橘的3倍，是补充维生素C的优质水果。据《食物中药与便方》介绍，番石榴适宜糖尿病患者食用，食用方法为取番石榴汁，每日3次，每次服用1羹匙。番石榴有降血糖作用，用来治疗糖尿病已有20余年的历史，是糖尿病患者的理想果品。

(6)山楂：俗名山里红，为蔷薇科落叶乔木或灌木山楂、野山楂的果实。其味酸、甘，性微温，归脾、胃、肝经，有消食化积、散瘀止痛、活血化瘀、降血脂、降血压等功效。山楂含有黄酮类物质、有机酸、胆碱、乙酰胆碱、胡萝卜素、β-谷甾醇及大量维生素C、钙、铁、磷、蛋白质等。糖尿病患者适量食用山楂，可防治糖尿病心脑血管并发症，但脾胃虚弱者忌食之，患有龋齿者不宜多食之。

(7)香蕉：是芭蕉科植物甘蕉的果实，其性寒，味甘，归肺、大肠经，有清热解毒、润肺止咳、消炎、降血压、润肠通便等功效。香蕉含有蛋白质、果糖、淀粉、果胶、粗纤维、胡萝卜素和维生素A、B族维生素、维生素C、维生素E，还含少量5-羟色胺、去甲肾上腺素和二羟基苯乙胺。香蕉虽含糖量较高（达20%左右），但由于果糖和葡萄糖的比例为1∶1，糖尿病患者摄入后，可使尿糖相对降低，故可作为糖尿病患者的加餐果品，但应相应地减少主食摄入量。香蕉适宜于2型糖尿病合并高血压或肥胖症、高脂血症、脂肪肝的患者食用，方法为生食香蕉，每日3～5个，常吃有效。注意：食用过多，可导致胃肠功能紊乱。

(8)猕猴桃：为猕猴桃科植物猕猴桃的果实，其色如桃，形如梨，因猕猴喜吃，故叫猕猴桃。其性寒，味甘、酸，归肾、胃经，有清热除烦、生津止渴、活血散瘀、调中下气、消热、止渴、通淋等功效。《食府本草》曰，猕猴桃“祛烦热、止消渴”。《开源本草》曰，猕猴桃“止暴渴、解烦热……下石淋”。每100克猕猴桃果肉含维生素C 100～420毫克，在各类鲜果中名列前茅，被誉为“世界珍果”，并被列为太空食品；还含有蛋白质、类胡萝卜素、12种氨基酸、色素、果胶、猕猴桃碱、纤维素、多种无机盐等。临床研究表明，猕猴桃可降低血中胆固醇和三酰甘油水平，故对高血压、动脉硬化等心脑血管病均有益处，并可防癌。常食猕猴桃对糖尿病患者，特别是老年人及伴有冠心病、高血压等并发症者是有一定好处的。注意：脾胃虚寒者慎用。

(9)胡桃：俗名胡桃肉、核桃仁，为胡桃科落叶乔木胡桃的果实。其性温,味甘,归肾、肺、肝经,有补肾壮腰、敛肺定喘、润肠通便、补脑益智、益气养血等功效。每 100 克胡桃含油脂 58～74 克(主要为不饱和脂肪酸),蛋白质 18 克,碳水化合物 10 克,以及多种氨基酸、钙、磷、铁、镁、锰及维生素 A、维生素 B_1、维生素 B_2、维生素 C、维生素 E 等。糖尿病患者适量服食胡桃,对防治其并发症高血压、动脉硬化等有一定的好处。阴虚火旺或痰火内热之糖尿病患者忌用。

(10)桑葚:性寒,味甘,有补益肝肾、养血滋阴、明目乌发、润肠、安魂镇魄等功效。《新修本草》曰,“桑葚单食止消渴”。《滇南本草》曰,“桑葚益肾而固精,久服黑发明目”。《随息居饮食谱》曰,“桑葚,久久服之,须发不白……桑葚滋肝肾,充血液,止消渴”。《唐本草》曰,桑葚“单食,主消渴”。桑葚含葡萄糖、蔗糖、琥珀酸、苹果酸、柠檬酸、酒石酸、鞣酸、丁二酸、维生素 A、维生素 B_1、维生素 B_2、维生素 C、烟酸、胡萝卜素及钙等。脾虚、便溏及腹泻的糖尿病患者忌食桑葚。

10. 糖尿病患者宜选用的五谷杂粮类食品

(1)荞麦面:用荞麦加工成的面粉叫荞麦面。荞麦性凉,味甘,有健胃、消积、止汗、降血糖等功效。每 100 克荞麦面含蛋白质 11.9 克,远高于大麦、小麦、玉米、大米的蛋白质含量;含脂肪 2.4 克,也高于大米、小麦、薯类的含量;含碳水化合物 63.8 克,还含有无机盐(如镁、钙、铬、磷、铁等)及维生素。流行病学调查表明,主食为荞麦面的地区人群的血糖水平和糖尿病患病率明显低于不食用荞麦面的地区;主食荞麦地区的人群高血糖检出率为 1.6%,非主食荞麦地区的人群高血糖检出率为7.33%；主食荞麦和不食用荞麦地区的糖尿病患病率相差1倍。营养学家大力提倡人们更多地食用荞麦，对降低糖尿病发病率和有效控制糖尿病患者的血糖水平均有重要意义。

(2)麦麸：为小麦加工时脱下的麸皮，是一种高纤维食物。每100克麦麸含碳水化合物30.1克，脂肪4克，蛋白质15.8克，膳食纤维31.3克，维生素B_1、维生素B_2、烟酸含量达12.5毫克，维生素E 4.47毫克，还含磷682毫克，镁382毫克，钙206毫克，锰10.85毫克，铁9.7毫克，锌5.93毫克，铜2.03毫克，硒7.12微克，且为高钾食品（K因子>70）。已证实，上述诸成分具有降血糖、降血压作用。有人用麦麸按每日每千克体重0.4克加等量面粉制成小馒头后加入糖尿病患者饮食中，4周后，患者空腹血糖、糖化血红蛋白及24小时尿糖均明显降低，说明麦麸能改善糖代谢和胰岛素分泌。

(3)莜麦面：莜麦也称油麦，为禾本科一年生草本植物，成熟时子粒与稃分离，子实供食用，经加工磨制而成莜麦面。经测定，每100克莜麦面含碳水化合物67.2克，蛋白质12.2克，脂肪7.2克，镁136毫克，锌2.21毫克，且为高钾食品（K因子≥145）。莜麦面有降血糖、降血压功效，适合于轻型糖尿病（合并高血压）患者食用。轻型糖尿病患者如果每天能吃一次莜麦面，不仅可降血糖、尿糖，而且可减轻自觉症状，经过半年左右的饮食疗法，可使血糖恢复正常、尿糖转阴，自觉症状减轻或消失。临床有报道，糖尿病患者在应用苯乙双胍（降糖灵）、胰岛素的同时，吃莜麦面比吃重量相等的标准粉、稻米等降空腹血糖、尿糖的效果明显要好;特别是在停药或减重的情况下,坚持吃莜麦面,空腹血糖、尿糖仍有不同程度的下降。

(4)陈粟米:即储存陈久的小米,为禾本科一年生草本植物粟的成熟果实,经加工制作而成。其性凉,味甘、咸,有益气和中功效。元代吴瑞《日用本草》曰,"粟米和中益气、除烦、止痢、治消渴、利小便,陈者更良"。南北朝陶弘景《名医别录》曰,"陈粟米,主胃热、消渴、利小便……陈粟米作粉尤解烦闷"。每100克陈粟米含淀粉72～76克,蛋白质9.7克,脂肪3.5克,磷240毫克,钙29毫克,铁4.7～7.8毫克,还含有丰富的硒、锌、镁等元素,也是高钾食品(K因子＞66)。上述诸成分均有助于降血糖,且有较好的利尿降血压作用。与大米相比,陈粟米所含维生素B_1高1.5倍,维生素B_2高1倍,粗纤维高2～7倍。临床医学专家认为,陈粟米是糖尿病患者的好食品,经常煮粥食用,对胃燥伤津型糖尿病患者(症见口干唇燥、形体消瘦者)尤为适宜。

(5)赤小豆:性微寒,味甘,归心、脾、小肠经,有清热解毒、利水除湿功效。南北朝陶弘景《名医别录》曰,赤小豆"主寒热,热中,消渴,止泻,利小便,吐逆,卒澼,下胀满"。每100克赤小豆含碳水化合物60.7克,蛋白质21.7克,磷386毫克,钙76毫克,铁4.5毫克。赤小豆富含维生素E,是典型的高钾食物(K因子＞390)。赤小豆含膳食纤维较高,含热能偏低,具有降血糖、降血脂、降血压作用。因此,经常吃些赤小豆粥,不仅能降低血糖,还对某些常见并发症如高血压、高脂血症有防治作用。

(6)黄豆:性平,味甘,无毒,归脾、大肠经,有益气养血、健脾利水功效。黄豆的营养成分全面而丰富,豆浆有"绿色牛奶”之称。每100克黄豆含蛋白质36.3毫克，脂肪18.4克，磷571毫克，钙367毫克，铁11毫克，烟酸2.1毫克，维生素B_1 0.79毫克，维生素B_2 0.25毫克，还含有硒、锌、钾、镁、铜等。黄豆的蛋白质中含有8种必需氨基酸，脂肪中含有大量不饱和脂肪酸。黄豆是糖尿病患者的食疗佳品，但要注意，消渴者服食黄豆不宜炒爆食用，以免助热上火，宜用水煮食，或制成豆浆、豆腐等各种豆制品服食。

(7)白扁豆：为豆科一年生缠绕草本植物扁豆的白色种子，其性平，味甘，归脾、胃经，有健脾和中、消暑化湿之功效。明代李时珍《本草纲目》曰，白扁豆“止泻痢、消暑、暖脾胃、除湿热、止消渴”。白扁豆营养成分丰富，含热能偏低，含钾量高(K因子>1 070)，在所有食品中名列前茅，还富含镁、磷、钙等无机盐，扁豆衣中的B族维生素含量特别丰富。临床资料表明，经常食用白扁豆可有助于胰岛素分泌功能免受损害，并可预防糖尿病慢性血管神经并发症等，对2型糖尿病合并高血压有显著的防治作用。白扁豆适用于暑热吐泻、脾虚呕逆之糖尿病患者。

(8)豌豆及豌豆头：豌豆性平，味甘，有和中、下气、利水、通乳功效。其主要营养成分有碳水化合物、脂肪、蛋白质、钙、磷、维生素A原、维生素B_1、维生素B_2、维生素C、烟酸和植物纤维素等。豌豆适用于消渴(糖尿病)之人食用。

豌豆的嫩豆叫豌豆头，又名豌豆苗，属蔬菜类食品，含有丰富的钙质和维生素。《植物名实图考长编》载：“豌豆苗作蔬菜类，固始有患疥者，每摘食之，以为能去湿解毒，试之良验。其豆嫩时作蔬，老则炒食。”胰岛素失调使血糖升高，这是糖尿病患者糖代谢紊乱所致，多吃豌豆头等蔬菜，可控制糖的摄入，而且豌豆头所含的丰富蛋白质能补充因代谢紊乱而失去的蛋白质，有利于控制病情。

(9)玉米须：性平，味甘、淡，有清热解毒、平肝利胆、祛风降压等功效。它含皂苷3.18%，树胶样物质3.8%，树胶2.7%，油脂2.5%，苦味糖苷1.25%，以及谷甾醇、豆甾醇、柠檬酸、苹果酸、草酸、酒石酸、尿囊素及维生素C、维生素K、泛酸等多种成分。动物实验证明，它不仅可降低血液黏稠度，还可增加凝血酶原，加速血液凝固。而且，玉米须的发酵制剂对家兔有显著的降血糖作用，这为玉米须防治糖尿病提供了科学依据。玉米须有降低血糖作用，可用它煎水代茶饮。民间还有用玉米须炖乌龟或用玉米须炖鲜肉等多种方子，供糖尿病患者饮汤吃肉，作药膳之用。

11. 糖尿病患者忌选用的蔬菜类食品

(1)马铃薯：又名土豆、洋芋，其性平，味甘，有补气健脾功效。其主要成分为碳水化合物，特别是含淀粉非常丰富，还富含钾盐和纤维素，其他还有蛋白质、维生素B_1、维生素B_2、维生素C和无机盐钙、磷、铁等。糖尿病患者忌吃，因为马铃薯主含淀粉，属高糖类食物。发芽的马铃薯含多量的龙葵等，对人体有毒害，可引起恶心、呕吐、头晕、腹泻，严重的可造成死亡，故应禁止食用。

(2)竹笋：有冬笋、春笋、鞭笋、虫笋之分，也可制成笋干，其性微寒，味甘，有清热、消痰积、利水等功效。《随息居饮食谱》曰："竹笋能发病，诸病后产后均忌之，小儿勿食，恐其咀嚼不细，最难克化也。"糖尿病患者忌食是因为竹笋的消积作用可使中消者更饥饿难受。

(3)甜菜：性凉，味甘，有清热、凉血、补血、解毒等功效。糖尿病患者忌吃，因其是制糖原料，含糖量高；平素脾胃虚寒、胃寒疼痛、腹泻便溏者也忌吃。

(4)苤蓝：性凉，味甘、辛，有止咳、化痰、宽胸功效。《本草求原》曰："苤蓝耗气损伤，病后及患症忌之。"因苤蓝含糖量较高，故糖尿病患者不宜多食。

12. 糖尿病患者忌选用的其他副食品

(1)红糖：俗称赤砂糖，是用甘蔗的茎汁直接经炼制而成的赤色结晶体。其性温，味甘，有益气补血、缓中止痛、健脾暖胃、化食散寒、和血化瘀等功效。红糖的营养价值比白糖高，正如糙米比白米的营养好一样，据测红糖含钙质比白糖多2倍，含铁质比白糖多1倍，其他微量元素如锌、锰也比白糖多；另外，还含胡萝卜素、维生素 B_2 及烟酸等。上述营养物质对孕妇、产妇、婴儿均十分重要。但每100克红糖含糖90克，故糖尿病患者忌食，尤其是伴有痰湿偏盛、肥胖、消化不良及龋齿的糖尿病患者更应敬而远之。

(2)白糖：包括白砂糖、绵白糖、冰糖。其性平，味甘，有润肺、生津、补中益气、解酒毒等功效。每100克白糖的含糖量为88.9克，故糖尿病患者不能吃白糖，尤其是平素痰湿偏重者更应忌之。

(3)饴糖：又称糖稀、麦芽糖，其性温，味甘，有补虚损、健脾胃、润肺止咳功效。每100克饴糖含糖82克，故糖尿病患者忌食。此外，内热较重、腹满呕逆及患有牙病牙痛者也忌食之。

(4)酒类：包括白酒、果酒、黄酒、啤酒及酒酿等。在各类酒中，酒精(乙醇)是主要成分，高粱酒、葡萄酒、绍兴黄酒及啤酒的含醇量依次为60%、13%～18%、12%～15%和3%～6%。另外，酒酿的含醇量更低，成熟的酒酿含乙醇仅2.1%左右(但甜度大增)。酒性温，味甘、苦、辛，有散寒气、通血脉之功效。《养生要集》曰："酒者，能益人，亦能损人，节其分剂而饮之，宣和百脉，消邪却冷。若升量转久，饮之失度，体气使弱，精神侵昏。宜慎，无失节度。"酒作为调味品，烹调时酌加适量酒可增加口感，气香味浓。糖尿病及肝炎、食管炎、胃溃疡患者尤当禁饮酒。另外，阴虚体质或湿热偏重及出血性疾病患者均忌食之。

酒酿含糖量较高，糖尿病患者忌食。

13. 糖尿病患者忌选用的果类食品

一般而言，糖尿病患者最好不吃含糖量高的果类食品(即含糖量在14%以上)。

(1)葡萄：为葡萄科植物葡萄的果实。其性平，味甘、酸，归肺、脾、肾经，有滋阴生津、健脾开胃、补气血、强筋骨等功效。葡萄富含葡萄糖、果糖及少量蔗糖、木糖；还含酒石酸、草酸、柠檬酸、苹果酸、多种氨基酸、蛋白质、维生素及钾、钠等无机盐。晒干后的葡萄干含糖量比鲜葡萄多，每100克葡萄干含糖78.7克，故糖尿病患者忌食。

(2)大枣：为鼠李科植物枣树的成熟果实，其性温，味甘，有健脾和胃、益气生津、养血安神、调和营卫、和解百药之功效。大枣富含维生素C，每100克鲜枣中维生素C含量高达400～600毫克，居百果之首，还含有胡萝卜素、维生素B_2、维生素P及钙、磷、铁等。因其含糖量高(每100克鲜枣、干枣和蜜枣的含糖量依次为 23.2 克、72.7 克和 77.2 克)，糖尿病患者忌多食。

此外，黑枣味甘，性温，功效与大枣类同，因其色黑，入肝走肾，滋补肝肾作用较强。沙枣，俗名银柳，其果实含糖 43%～59%，蛋白质 10%，还有少量鞣质和黏液质，性平，味甘、酸，有健脾止泻功效。海枣，俗名伊拉克蜜枣、波斯枣，其果实甜美。刘恂《岭表录》曰，海枣“肉软烂，味极甜，如北地燕枣”。海枣性温，味甘，有补中益气、润肺止咳、化痰、平喘功效。黑枣、沙枣、海枣均因含糖量太高，糖尿病患者忌用。

(3)柿子：性寒，味甘、涩，归心、肺、大肠经，有清热止渴、润肺涩肠、健肾补虚等功效。每 100 克熟柿子含糖 5～20 克，蛋白质 0.7 克，脂肪 0.1 克，碘 49.7 毫克，以及钾、铁、钙、钠、磷等无机盐。因熟柿子含较多糖如果糖、葡萄糖、蔗糖等，故糖尿病患者忌食。

柿饼由鲜柿制成，性寒，味甘、涩，有涩肠润肺、止血和胃等功效。每 100 克柿饼含糖 70.3 克，糖尿病患者忌食。

(4)枇杷：为蔷薇科植物枇杷的果实。其性凉，味甘、酸，有润肺止咳、和胃下气、生津止渴等功效。枇杷含有糖、蛋白质、脂肪、纤维素、果胶、鞣酸、苹果酸、柠檬酸、钠、钾、钙、磷及维生素 A、B 族维生素、维生素 C 等。糖尿病患者忌食枇杷是因其含糖量较高。

(5)甘蔗：为禾本科植物甘蔗的茎秆。其性寒，味甘，有清热生津、润燥解酒、宽胸和中等功效。它富含糖、蛋白质、脂肪、多种氨基酸、已酸、乙醇酸、钙、磷、铁、锰、锌等。因每 100 克甘蔗含糖 20.7 克，故糖尿病患者忌用，平素脾胃虚寒、痰湿咳嗽者也不宜食用。

(6)桂圆:又名龙眼,为无患子科植物龙眼的果实。其性温,味甘,归心、脾、肾经,有补益心脾、养血安神功效。《本草汇言》曰:“甘温而润,恐有滞气,如胃热有痰有火者,肺受风热、咳嗽有痰有血者,又非所宜。”《药品化义》曰:“甘甜助火,亦能作痛,若心肺火盛,中满呕吐及气膈郁结者,皆宜忌用。”桂圆含有丰富的铁,还有葡萄糖、蔗糖、酒石酸、腺嘌呤、胆碱、蛋白质、维生素A、B族维生素等。每100克鲜桂圆、桂圆干分别含糖16克、45.3克,故糖尿病患者忌食。

(7)荔枝:俗名妃子笑,为无患子科常绿植物荔枝的果实。其性温,味甘、酸,归肝、脾经,有健脾益肝、生津和胃、消痛止血等功效。荔枝富含葡萄糖和果糖(每100克鲜荔枝可食部分含糖16克,干荔枝则高达56.4克),还含蛋白质、脂肪、叶酸、柠檬酸、苹果酸及维生素A、B族维生素、维生素C等,另含多量色氨酸、精氨酸。因含糖量高,糖尿病患者忌用,阴虚火旺者也忌用。

(8)栗子:性温,味甘,有健脾和胃、补肾壮腰、活血止血等功效。栗子主要含有糖、淀粉、蛋白质、维生素C、钙、磷、铁、钾、脂肪、酶等。每100克栗子可食部分含糖44.8克,糖尿病患者忌食,脾虚消化不良、湿热盛者及婴幼儿也不宜食用。

(9)桃:为蔷薇科植物桃树的果实。其性热,味甘、酸,归胃、大肠、小肠经,有生津润肠、活血消积功效。桃富含铁,为果品之冠,还含有蛋白质、维生素C、钙、磷、镁、钾、钠、挥发油、苹果酸、柠檬酸等。每100克桃子、桃干含糖量分别为10.7克、72.5克,糖尿病患者忌食。

14. 糖尿病患者忌选用的五谷杂粮类食品

(1)锅巴:又名饭焦、锅焦、焦锅巴。性平,味甘,有厚肠胃、助消化功效。患有糖尿病之人忌食,干燥综合征及阴虚火旺之人也忌食用。

(2)西米:又名西谷米,产于南洋群岛一带,是取棕榈科植物莎木的木髓部,用普通制淀粉法,经过粉碎、筛浆过滤、反复漂洗、沉淀、干燥等过程制取的淀粉。淀粉晒至半干燥时,摇成细粒,再行晒干,即为西米。其性温,味甘,有健脾、补肺、化痰之功效。西米主含淀粉,故糖尿病患者忌食。

(3)高粱:性温,味甘、涩,有补气、健胃、养胃等功效。高粱含淀粉量较高(76%),故糖尿病患者忌食。

(4)番薯:俗名地瓜、红薯、山芋,为旋花科植物番薯的块根。其性平,味甘,有健脾、补中气、通便秘功效。它含有大量的糖、蛋白质、脂肪和各种维生素及矿物质。番薯所含的淀粉酶在鲜薯贮存期间能继续使淀粉分解为麦芽糖,贮存一段时间后再吃则味更甜,故糖尿病患者忌食之。但是,番薯藤性微寒,味甘、涩,无毒,适宜糖尿病患者服食,也适宜夜盲症、便秘和产后乳汁不通者食用。

(5)甘薯:俗名山薯,为多年生藤本薯蓣科植物甘薯的块根。其性温,味甘,有补虚、益气、健胃的功效。杨孚《异物志》记载:“甘薯似芋,剥去皮,肌肉正白如脂肪,南人专食,以当米谷。”甘薯营养丰富,适宜作为辅助粮食常食久食,也适于体虚便秘者食用。但由于甘薯所含的糖主要由麦芽糖和葡萄糖组成,故糖尿病患者忌食。《本草拾遗》曰:“中满者不宜多食,能壅气。”

(二)辨证食疗方

1. 心胃火盛型糖尿病的食疗方

心胃火盛型糖尿病患者的主症为口干口渴、喜饮冷饮、口舌生疮、牙龈肿痛、心烦失眠，舌红、舌尖尤甚，脉数。治宜清胃生津、清心安神，下述食疗方可酌情选用。

(1)鲜藕 500 克，糯米 120 克，蜜樱桃 30 克，薏苡仁、杏仁、瓜片、莲子肉、芡实、百合各 15 克，猪网油适量。将鲜藕粗壮部分用刀削去一半，内外洗净，再将淘洗过的糯米装入藕孔中塞紧，用刀背拍打孔口，使之封闭不漏。将藕放锅中蒸熟后捞出，在清水中漂净，刮去外面粗皮，切成厚圆片，待用。将薏苡仁、百合、莲子肉、芡实分别洗净后装入碗中，加清水上笼蒸烂熟；樱桃对剖，杏仁、瓜片切丁，将猪网油修成方形，放入碗内，先将樱桃摆成花纹图案，再放入薏苡仁等 6 味，同时将藕片摆成风车形状，上笼蒸至稀烂，覆扣于小圆盆内，揭去猪网油即成。可单食，或佐餐均可。

(2)大西瓜 1 个，鸡丁 100 克，火腿丁、桂圆肉各 50 克，核桃仁、莲子肉各 30 克，杏仁、松子仁各 20 克。将西瓜洗净，切下瓜把为盖，挖出瓜瓤备用。将切好的鸡丁、火腿丁及桂圆肉等 7 味同放入西瓜内，盖好西瓜把盖。将西瓜放入盆内，隔水用火煨炖约 3 小时，待瓜熟透即成。隔日 1 剂，每日 2 次，可佐餐食用(西瓜瓤可酌情分次食之)。

(3)鲜荷叶 2 张，剔骨鸡肉 250 克，鲜蘑菇 50 克，火腿肉、水发玉兰片各 30 克，葱花、姜片、食盐、味精、绍酒、鸡油、胡椒粉、玉米粉、香油各适量。荷叶洗净，用沸水烫一下，捞出，去蒂、梗，切成三角形荷叶片10块，备用。鸡肉、蘑菇、玉兰片切成2毫米厚的薄片，火腿肉切成10片。再将蘑菇用沸水焯一下，凉水冲凉，与鸡肉、玉兰片一起放入盘内，加入食盐、玉米粉、味精等作料拌匀，分别放入三角形荷叶片中，再分别放入火腿肉1片，包成长方形肉包，码在盘中，上笼蒸约2小时，熟透即可。每日1剂，佐餐食用。

(4)鲜地黄50克(可用生地黄代之)，酸枣仁30克，黄连5克，粳米100克。先将前3味水煎取汁，入粳米，按常法煮成粥即可。每日1剂，分2次服。

(5)生芦根30克，粳米、粟米(小米)各30克。先将芦根洗净，加水适量煮30分钟，取汁，入二米，按常法煮成粥即可。每日1剂，晨起空腹食之，宜常食。

(6)竹叶30克，生石膏、粳米各60克。先将竹叶洗净，水煎取汁；再将生石膏打细，与粳米同入竹叶汁内，按常法煮成粥即可。每日1～2剂，趁热服食。

(7)葛粉15克，粟米50克。先将粟米洗净，用清水泡一夜，次日捞出，与葛粉拌匀，加水按常法煮成粥即可。每日1剂，顿服，可常服。

(8)海蜇头、生荸荠各100克，酱油适量。先将海蜇头用清水漂去咸味，生荸荠洗净去皮。2味同放入砂锅内，加水适量炖煮至熟即成。将2味取出，蘸酱油食之，并饮汤，经常服用效佳。

2. 肠胃结热型糖尿病的食疗方

肠胃结热型糖尿病患者的主症为口干咽燥、口渴多饮、多食善饥、大便干结，舌质红、苔黄燥，脉细数或数而有力。此症属于中医学的“中消证”，治宜养阴清胃、泄热通便、生津润燥，下述食疗方可酌情选用。

(1)绿豆30克，鲜青果25个，竹叶5克，橙子1个。将青果去核，橙子带皮切碎，与洗净的绿豆、竹叶放入砂锅内，加水适量，小火煎煮1小时即可。每日1剂，多次适量温饮。

(2)玉竹、麦冬各25克，银耳15克。先将银耳泡发，去蒂洗净，再与前2味同入砂锅内加水适量，煎煮取汤。每日1剂，分2次服用，可天天饮用。

(3)生石膏30克，麦冬、天花粉各15克。3味同入砂锅，加水适量，煎水取汁即可。每日1剂，分2～3次代茶饮服。

(4)生石膏、绿豆各30克，粳米100克。先将生石膏打碎水煎取汁，加入绿豆及水适量，大火烧煮20分钟后，再入粳米，按常法煮成粥即可。每日1剂，分2次饮服。

(5)鲜菠菜根250克，鸡内金10克，粳米100克。先将菠菜根洗净，沸水焯2分钟后切碎，与鸡内金同入砂锅，加水适量，煎煮30分钟后，入洗净之粳米，按常法煮成粥即可。每日1剂，分2次适量服之。

(6)乌梅15克，黄连、鲇鱼滑液各适量。黄连研为细末，与鲇鱼滑液和为丸，如梧桐子大，晒干，贮瓶备用。每日3次，每次9粒，用乌梅煎汤送服。

(7)干鲍鱼25克，鲜萝卜300克，食盐、味精各适量。干鲍鱼泡发，萝卜去皮、洗净并切碎，共煮成汤，加食盐、味精调味即可。隔日1剂，佐餐食用。

(8)麦麸、米粉各250克。2味同入铁锅内，以大火炒熟，待冷，贮瓶备用。每日2次，每次随量以沸水冲调食用。

(9)猪脊骨500克，土茯苓50克。将猪脊骨洗净，剁成几块，与清水同入锅中炖2小时，熬成3碗，去浮油和骨头，加入土茯苓，再煮至2碗汁即成。每日1剂，分2次食完。

(10)生石膏、粳米各60克。将生石膏研为细末，与洗净之粳米同入锅内，加水适量，按常法煮成稀粥即可。每日1剂，分1～2次服。

3. 肺胃燥热型糖尿病的食疗方

肺胃燥热型糖尿病患者的主症为口干舌燥，烦渴引饮，消谷善饥，大便偏干，小便频数量多、色浑黄，舌红苔黄而干，脉滑数。此症属中医学的“上消证”，治宜清肺胃热邪、养阴生津，下述食疗方可酌情选用。

(1)生石膏30克，生地黄15克，麦冬、知母各12克，牛膝10克，大米100克。先将前5味药水煎2次取汁，再入大米，按常法煮成粥即可。每日1剂，分2次服。

(2)生地黄、天花粉各15克，藕汁10毫升，黄连10克，大米100克。将3味药水煎取汁，入藕汁、大米按常法煮成粥即可。每日1剂，分2次服用。

(3)鲜藕、鲜百合、枇杷各30克，粟米粉10克，淀粉、桂花各适量。先将前3味洗净，藕去皮后切片，枇杷去皮、核，加水适量，与粟米粉同煮，将熟时，加入后2味煮沸成羹即可。每日1剂，分2次服，可常服。

(4)麦冬25克，地骨皮20克，桑白皮15克，面粉100克。先将前3味药水煎30分钟，去渣取汁，再将药汁与面粉共熬为粥糊即成。每日1剂，分1～2次服。

(5)粳米、粟米、鲜藕各50克，将洗净的二米按常法煮粥至将成时，加入洗净的藕块，继续煮至烂熟成粥即可。每日1剂，不拘时间，适量常服。

(6)荸荠199克，百合瓣15克。将荸荠去皮，切碎，与百合共入砂锅内，加水1 000毫升，小火炖煮60分钟，冷却后取汁即成，随需随饮。

(7)天花粉30克，粳米100克。天花粉加水适量煎煮30分钟，取汁，入粳米按常法煮成粥即可。每日1剂，分2次服，可常服。

(8)冬瓜1个，黄连粉30克。将冬瓜截去瓜头去瓤，将黄连粉放入瓜内，用截下的瓜头盖好，固定，放入炭火中煨熟，榨取瓜汁即可。隔日1剂，每日2～3次饮用。

4. 肾阴虚型糖尿病的食疗方

肾阴虚型(或肾阴亏损型)糖尿病患者的主症为口干口渴、潮热盗汗、眩晕耳鸣、形体消瘦、腰膝酸软，舌红、少苔或无苔，脉沉细数。治宜滋补肾阴、生津清热，下述食疗方可酌情选用。

(1)熟地黄40克，茯苓、山药各15克，牡丹皮、泽泻、吴茱萸各10克，水发海参片500克，菜心250克，猪瘦肉细粒150克，蒜苗段50克，清汤、绍酒、猪油、食盐、酱油、淀粉各适量。先将前6味中药洗净、焙干，研细末备用；菜心洗净，沸水焯一下，晾干。炒锅内加清汤、海参、绍酒、食盐，煨30分钟捞起。锅内加猪油烧至五成热，入猪肉细粒炒散，加绍酒、食盐少许，倒入清汤约500毫升，加中药粉烧开，加海参、酱油及蒜苗，烧至汁浓，加淀粉勾芡，浇在菜心上即成。适量佐餐食用，常用为佳。

(2)新鲜熟透桑葚2 500克，天花粉100克，玉竹、黄精、熟地黄各50克。桑葚榨汁，天花粉研细备用；后3味药用水浸泡后，用小火煎取浓汁500毫升，入桑葚汁、天花粉末搅匀，慢火收膏即成，贮瓶备用。每次服用30毫升，每日3次，30日为1个疗程。

(3)鳖1只，枸杞子30克，熟地黄15克。鳖放沸水锅中烫死，剁去头爪，揭去甲壳，挖掉内脏，洗净切块，与后2味同入砂锅，加适量水，大火烧沸，改用小火煨炖至肉熟即成。食肉喝汤，分次服用，常服有效。

(4)蛤蜊肉、山药各150克，黄酒、食盐、葱花各适量。蛤蜊肉洗净，山药洗净、切块，同入砂锅，加适量水，大火煮沸后，加黄酒、食盐，用小火炖熟，撒上葱花即成。佐餐食用，常服有效。

(5)鳖1只，猪骨髓200克，姜片、葱花、胡椒粉、食盐、味精各适量。先将鳖用沸水烫死，揭去鳖甲，去内脏及头爪，放入砂锅中，入姜片、葱花、胡椒粉及适量水，用大火烧沸后，改用小火炖至熟烂，再加入已洗净的猪脊髓煮熟，加食盐、味精调味即成。佐餐适量食用，吃肉喝汤，常服有益。

(6)黑豆50克，天花粉30克。2味入砂锅，煮至豆熟烂即成。每日1剂，分2次饮汤食豆，常服有效。

5. 肝肾阴虚型糖尿病的食疗方

肝肾阴虚型糖尿病患者的主症为咽干口燥、两目干涩、视物模糊、头晕耳鸣、腰膝酸软、形体消瘦，尿频量多、浊如脂膏，舌干红、少津，脉虚数。治宜滋养肝肾、益精补血，下述食疗方可酌情选用。

（1）熟猪肚 250 克，水发笋片、水发木耳各 60 克，枸杞子、党参各 15 克，鸡蛋 1 个，素油、淀粉、食盐、味精、酱油、料酒各适量。熟猪肚切成约寸许的坡刀大片，备用；枸杞子洗净、煮熟，待用；党参切片，水煎 2 次，取浓缩液 15 毫升。肚片投入用鸡蛋、淀粉和酱油调成的糊内搅匀，入热油锅炸至黄色；倒出油，继续加热，并投入木耳、笋片，注入清汤及诸调料炒至汁浓时，加入熟枸杞子及党参浓缩汁，勾芡炒拌均匀即成。每日 1 剂，分 2 次佐餐食用，可常食。

（2）丹参 20 克，决明子、山楂、何首乌各 15 克，枸杞子 10 克。5 味同入砂锅，加水适量，小火煮，取汁约 1 500 毫升，贮于保温瓶中即成。每日 1 剂，代茶频饮。

（3）兔子 1 只，黑芝麻 30 克，葱段、姜片、花椒、香油、味精、卤汁各适量。将兔子宰杀并去毛、爪、内脏，洗净后下沸水中焯去血水，待用；将黑芝麻洗净、炒熟，待用。用清水煮兔子，加入葱段、姜片、花椒，煮至六成熟捞出，弃去汤汁。锅内倒卤汁，放入兔子，卤至熟透，捞出兔子晾凉，斩成 2 寸见方的块，放入盘中，撒上香油、味精、黑芝麻，拌匀即成。每周 1 剂，每日 1～2 次佐餐食用，常食有益。

（4）小母鸡 1 只，枸杞子 15 克，葱段、姜片、黄酒、清汤、食盐、胡椒粉、味精各适量。母鸡宰杀后，去毛及内脏，洗净，放入锅内，用沸水氽透后捞出，放凉水内冲洗干净，沥净水分，再把枸杞子装入鸡腹内，然后放入盆内（腹部朝上），把葱、姜放入盆内，加入其余调料后将盆盖好，用湿绵纸封住盆口，用大火蒸 2 小时后取出，揭去绵纸，拣去葱、姜，放入味精即成。隔日 1 剂，分次佐餐食用。

(5)鳕鱼1条,枸杞子50克,素油、葱、姜、食盐、味精各适量。先将鳕鱼洗净,入油锅中略煎片刻,再将洗净的枸杞子和诸调味品放入锅内,加水适量,用中火炖至鱼熟烂,加味精调味即成。每日或隔日1剂,适量佐餐食用,常服有益。

(6)桑葚、黑豆各30克。2味洗净,同入砂锅,加水适量,小火慢炖1小时至豆熟即成。每日1～2剂,吃桑葚、黑豆,饮汤。

(7)枸杞子30克,粳米100克。2味洗净,加水按常法煮成粥即可。每日1剂,分2次服,常服有益。

(8)黑芝麻25克,粳米100克。2味洗净,加水同煮成粥即可。每日1剂,分2次服。

6. 脾胃阴虚型糖尿病的食疗方

脾胃阴虚型糖尿病患者的主症为口干口渴、多食而瘦、呕恶烦热,大便溏薄或干结,舌红苔少,脉细弱数。治宜滋脾养胃、清热生津,下述食疗方可酌情选用。

(1)茯苓、莲子肉各10克,糯米30克,山药、芡实各50克,粳米60克。各味共研为末和匀,上屉蒸熟即可。可作正餐主食,经常食用之。

(2)鹅脯肉125克,粳米100克,葱花、姜末、食盐、味精各适量。将鹅脯肉切成米粒大小,与洗净的粳米、姜末同入砂锅中,加水适量,按常法煮粥,将成时,加葱花、食盐和味精,再煮沸即成。每日1剂,早晚分服,常服有益。

(3)荔枝花50克,猪小肚1个。2味同入砂锅,加水1 500毫升,煮至猪小肚烂熟并取汁700～800毫升即成。每日多次饮汁并吃猪小肚。

(4)马蹄7枚。将马蹄洗净,去皮,榨取汁液即成。不拘时饮服。

(5)鲜石斛30克(干品20克),粳米50克。石斛加水200毫升,用小火煎取药汁约100毫升(去渣),与粳米同入砂锅,加水约400毫升,按常法煮成稠粥即可。每日1剂,早晚分2次温热服用,10～15日为1个疗程。

7. 脾胃虚弱型糖尿病的食疗方

脾胃虚弱型糖尿病患者的主症是体倦乏力、神疲懒言、形体消瘦、口干口渴,尿多混浊有甜味,大便干稀不调,或多食而瘦,或食少腹胀,舌质淡红、苔白少津,脉弱。治宜健脾益胃、润燥生津,下述食疗方可供酌情选用。

(1)茯苓、葛根各12克,木香、藿香、白术各10克,粳米100克。先将前5味药水煎取汁,入粳米按常法煮成粥即可。每日1剂,分2次服用。

(2)冬瓜1 000克,净白鸭1只,猪瘦肉100克,海参、薏苡仁、芡实各50克,莲叶数片,调味品适量。冬瓜洗净,不去皮,切块;鸭切块;猪肉切片;海参泡发。以上各味与洗净之薏苡仁、芡实同放锅内,入莲叶,加调味品和水各适量,大火烧开,改小火烧煮至鸭肉烂熟即成。每周2剂,每日分2次食用,夏季可常食。

(3)面粉2 500克,牛奶2 000毫升,酥油500克,小茴香30克,食盐、食用碱各适量。将牛奶、酥油和适量的碱水混匀,加面粉和匀,制成软硬适宜的面团备用;小茴香微炒,研细末,与适量食盐混匀待用。将适量茴香盐撒入面团,制成烧饼,入烤箱烤熟即可。每周1剂,作主食分次食用。

(4)茯苓 25 克,党参、薏苡仁各 50 克,糯米 75 克。将 4 味洗净,同入砂锅内,加水适量,按常法煮成粥即可。每日 1 剂,分 2 次服用。

(5)牛肉、大米各 100 克,粟米 50 克,五香粉、食盐各适量。将牛肉洗净,切成薄片待用。大米与粟米淘洗干净,加水适量,放入牛肉共煮至肉熟米烂,加调料拌匀即成。每日 1 剂,分 2 次适量服用,可常服。

(6)兔肉 500 克,蘑菇丝 200 克,蛋清 1 个,葱花、姜丝、酱油、食盐、胡椒粉、淀粉、料酒、香油、花生油、味精、肉汤各适量。先将兔肉洗净,切成丝,加蛋清、料酒、酱油、淀粉拌匀待用。锅内放花生油烧热,下兔肉丝推散炸至熟,捞出沥干油,再在原锅内投入蘑菇、姜丝,烹入料酒,加入肉汤、兔肉及诸调料烧沸,用水淀粉勾稀芡,加入香油,撒上葱花即成。每日 1 剂,佐餐食用。

(7)黄豆芽 250 克,豆腐 200 克,雪里蕻 100 克,豆油、葱花、食盐、味精各适量。黄豆芽洗净,去皮;豆腐切成小丁;雪里蕻洗净,切丁。锅内放油烧热,入葱花煸香,再入黄豆芽,炒出香味时加适量水,用大火烧开,待豆芽酥烂时,投入雪里蕻、豆腐,改小火炖 10 分钟,加食盐和味精即成。每日 1 剂,分 2 次佐餐食用。

(8)黄芪 50 克,猴头菌 250 克,鸡肉 300 克,葱花、姜片、料酒、食盐、胡椒粉、味精及清汤各适量。黄芪洗净,切片;猴头菌用清水泡发后切片,泡猴头菌的水用纱布过滤待用;鸡肉洗净、剁块。将黄芪、鸡块、葱花、姜片、料酒、泡猴头菌的水及清汤同入砂锅内,大火烧开后改小火炖 30~40 分钟,入猴头菌片继续炖煮至肉酥烂,加食盐、胡椒粉、味精拌匀即成。每日1剂,分2次佐餐食用,常服有益。

(9)党参3克,鸡脯肉丝100克,冬瓜片200克,黄酒、食盐、味精各适量。前2味同入砂锅,加水500毫升,小火炖至八成熟,入冬瓜片及调料和匀,炖至冬瓜烂熟即成。每日1剂,分2次佐餐食用。

(10)兔肉块300克,豆腐(切成块)500克,姜片、葱花、食盐、黄酒各适量。前2味入砂锅,加适量水及黄酒煮沸,撇去浮沫,入葱、姜,改小火炖至肉烂,加食盐调味即成。每日1剂,分2次佐餐食用。

(11)茼蒿段100克,白萝卜条200克,素油、食盐、味精各适量。素油入炒锅烧热,入萝卜条炒至七成熟时,加茼蒿再炒至熟,放入调料拌匀即成。每日1剂,佐餐食用。

(12)猪肚1个,豆豉25克,葱白数段。将猪肚洗净,切成片,入锅加水煮烂,入葱白、豆豉调味即成。每周1剂,可分次佐餐食用。

(13)米粉、茯苓粉各75克,素油适量。将前2味加水适量,调成糊状,用小火在油锅内烙成薄饼即成。每日1剂,分2次代替主食服用,可常服。

8. 脾肾气虚型糖尿病的食疗方

脾肾气虚型糖尿病患者的主症为口干口渴、多饮多尿、头晕耳鸣、神疲乏力、气短懒言、腰膝酸软、四肢欠温、畏寒喜暖,大便不实,小便混浊,舌质红,脉沉细弱。治宜健脾补肾、益气温阳,下述食疗方可酌情选用。

(1)生地黄、山药各30克,黄芪、山茱萸各15克,猪胰1具。将前4味置砂锅中加水浸1～2小时,用小火水煎2次,合并药液过滤得200毫升,加入洗净切片之猪胰,煮熟即成。每日1剂,分1～2次喝汤、吃猪胰,15日为1个疗程。

(2)怀山药、莲子粉、粳米各120克,茯苓60克,白糖适量。将前3味炒熟,与茯苓同研为细末,加白糖调匀,加水适量做糕,上笼蒸熟即成。每日1～2次,作主食,常服有益。

(3)熟牛肉500克,枸杞子50克,鸡蛋2个,葱段、姜片、食盐、味精、淀粉、花椒、料酒、清汤、醋各适量。牛肉洗净,切成小块;鸡蛋打入碗内,加淀粉搅成糊,加入牛肉浆匀,用热油炸至金黄色。枸杞子分为两份,一份水煎2次,提取浓缩汁液30毫升;另一份洗净,蒸熟。将葱段、姜片、花椒、熟枸杞子放入大碗内,炸肉块放在上面,再将清汤、食盐、味精、料酒调成的汁液浇上,入笼蒸30～40分钟后,肉块盛于盘中,拣去葱、姜、花椒,原汤倒入锅内,加醋和枸杞子浓液汁搅匀,煮沸后浇在肉块上即成。分次佐餐食用,常服有益。

(4)母鸡腿10个,枸杞子25克,人参8克,葱花、姜末、猪油、料酒、酱油、鸡汤、食盐、味精、白糖、淀粉各适量。先将人参洗净,切薄片,放入100毫升白酒中浸泡约20日,备用。枸杞子洗净、蒸熟。母鸡腿用温水洗净,除去残毛,入油锅炸至金黄色捞出。锅中放猪油,入葱花、姜末煸炒至香,烹入料酒、酱油、鸡汤,加入味精、食盐、白糖,调匀,放入人参酒和鸡腿,烧沸后撇去浮沫,改用小火煨至肉烂,捞出,盛入盘中;将熟枸杞子和原汤汁浓缩,用淀粉勾芡汁,把白酒浸泡的人参片放在鸡腿上,浇上芡汁即成。佐餐适量食用,常服有益。

(5)水发海参300克,党参、枸杞子各10克,素油、葱段、酱油、料酒、食盐、淀粉各适量。将发好的海参顺直切,大的切3块，小的切2块，切好后用沸水烫一下捞出晾干备用；党参切片，水煎取浓缩药汁约15毫升；枸杞子洗净，放小碗内，蒸熟备用。待锅内油热时，用葱段烹锅，入海参，加料酒、食盐、酱油等拌炒片刻，放入蒸熟的枸杞子和党参浓汁，调好口味，淀粉勾芡即成。分次适量佐餐食用，常服有益。

(6)火麻仁225克，黑豆375克，糯米300克。火麻仁浸泡一夜，滤出晒干，去皮淘洗3遍。黑豆洗净，蒸3遍，晒干去皮，与火麻仁同捣碎为末，用糯米合成团如拳头大，入锅蒸3～5小时后，停火冷却5小时，取出放入瓷器贮存(不会风干)即成。每日服1团，吃半饱为度，当馒头食用。

(7)芡实150克，羊肉50克，葱花、食盐、味精各适量。先将芡实研成细粉，备用。羊肉洗净，切片，入铝锅中，加水适量，大火烧开，改小火煮至羊肉熟后，加食盐、葱花，边搅边下芡实粉，待羹成加味精拌匀即可。每日1剂，作早餐食用，常服较佳。

9. 气阴两虚型糖尿病的食疗方

气阴两虚型糖尿病患者的主症为口干舌燥、多饮多尿、形瘦神疲、自汗气短、五心烦热、大便秘结、咳嗽少痰，舌质淡红、苔厚少津，脉沉细弱。治宜益气养阴、健脾滋阴、补肺生津，下述食疗方可酌情选用。

(1)牡丹皮、苍术、山药、山茱萸、泽泻、茯苓各10克，玄参、生地黄各12克，生黄芪、党参各15克，粳米50～70克。前10味药水煎2次，取汁，入粳米按常法煮成粥即可。每日1剂，分2次服用。

(2)鳖1只，瘦火腿肉100克，浮小麦20克，茯苓10克，人参细粉5克，鸡蛋1个，姜片、葱段、清汤、食盐、绍酒、香油、味精各适量。将鳖剁去头颈，沥净血水，放盆中，用小刀刮去背部和裙边的黑膜，再剥去四爪上的白衣，去爪尾，在沸水中烫约3分钟取出，用刀劈开腹壳，去内脏，洗净，放入锅中加清水煮沸后，改小火煮30分钟，捞出放冷水中，撇去油，剔去背甲与四肢粗骨，洗净，切成3厘米见方的块，摆入大碗内。将浮小麦和茯苓封入药包后放入大碗，将一半调料兑入适量清汤，倒入大碗中，人参细粉撒于表面，用湿绵纸封碗口后，上笼蒸2～3小时，至熟透，拣去药包及葱、姜，沥去原汤，倒入炒锅中，加入另一半调料，烧沸后撇去浮沫，打入鸡蛋，略煮沸后，倒在鳖上即成。佐餐适量食用，常服有益。

(3)猪脊骨1具，莲子100克，大枣50克，甘草10克，木香3克。将猪脊骨洗净、剁碎，与大枣、莲子同入砂锅，加水适量，大火浇沸后，加入用纱布包好的甘草、木香，小火炖煮2～4小时即成。可分次酌量食用，以喝汤为主，并吃肉、大枣与莲子。

(4)人参3克，天冬、生地黄各15克，粟米100克。先将人参焙干研细备用；天冬、生地黄水煎取汁约200毫升待用。将粟米洗净入锅，加水适量，按常法煮成粥，再加入人参粉和药汁，拌匀稍煮沸即成。每日1剂，分2次饮服，15日为1个疗程。

(5)人参5克，茯苓15克，山药30克，粟米、大米各15克。先将前3味洗净、焙干、研细粉备用；再将后2味入砂锅，加水适量，大火烧沸，加入药粉及清水适量，用小火炖至米烂成粥即可。每日1剂，分早晚2次饮服，常服效佳。

(6)蛤蜊肉 250 克，山药片 50 克，百合瓣 30 克，玉竹段 15 克，姜片、猪油、料酒、食盐、味精各适量。先将蛤蜊肉用热水浸泡，洗净沙粒，放入蒸碗中，置沸水锅内隔水蒸 50 分钟，并将浸泡水沉淀，将上层清汤倒入碗中备用。锅烧热，加猪油，烹入姜片、料酒及适量清水，倒入蒸碗中的蛤蜊肉及汤，放入山药、百合及玉竹，大火烧沸，加后 2 味拌匀即成。每日 1 剂，分 2 次喝汤、吃蛤蜊肉。

(7)人参 5 克，黄精、黄芪各 20 克，山药 30 克。将 4 味同入砂锅，加水浸泡 20 分钟后，置火上煎煮 30 分钟，滤取汁液约 250 毫升；药渣再加水煎煮 20 分钟，滤取汁液约 150 毫升，合并 2 次汁液，用小火浓缩成 50 毫升即成。每日 1 剂，分 3 次于饭前饮服，最后将药渣中的人参拣出吃掉，连服 15～20 日为 1 个疗程。

(8)猪瘦肉片 250 克，莲子、百合各 50 克，姜片、葱段、料酒、食盐、味精各适量。瘦肉片与洗净的莲子、百合同入砂锅，大火烧沸后，加姜、葱、料酒、食盐，改小火炖 1 小时，加味精调味即成。每日 1 剂，分 2 次吃猪肉、莲子及百合，喝汤，连服 15 日为 1 个疗程。

(9)银耳、太子参、百合各 20 克。银耳用热水泡发后去根，与后 2 味同入砂锅内，加水适量，煮 30 分钟取汤即成。每日 1 剂，随时饮之，常服有益。

(10)猪瘦肉块 200 克，黄精(切段)50 克，姜末、葱花、食盐、料酒、味精各适量。前 2 味洗净，同入砂锅，加适量水，再放葱、姜、食盐、料酒炖熟，加味精调味即成。佐餐吃肉喝汤，久服为宜。

10. 阴阳两虚型糖尿病的食疗方

阴阳两虚(亏损)型糖尿病患者的主症为手足心热、咽干口燥、面色无华(或黧黑)、耳轮干枯、腰膝酸软、形寒怕冷,甚至阳痿、闭经,小便频数、混浊如膏,有甚者饮一溲一,或水肿少尿、腹泻便溏,舌淡苔白,脉沉细无力。治宜滋阴温阳、阴阳并补、补肾固摄,下述食疗方可酌情选用。

(1)熟地黄 15 克,山茱萸、茯苓、山药、牡丹皮、泽泻各 12 克,肉桂、黑附子各 10 克,大米 50 克。前 8 味药水煎 2 次,合并汁液,入洗净之大米,按常法煮成粥即可。每日 1 剂,分 2 次食用。

(2)菟丝子 30 克,枸杞子 20 克,覆盆子 10 克,麻雀 5 只,大米 100 克,黄酒、食盐、葱白、姜片各适量。前 3 味药水煎取汁备用。麻雀活杀,去毛、肠杂后洗净,切成小块,酒炒,与大米、药汁同入砂锅,加适量水,按常法煮粥,将成时,加后 3 味,再煮至熟即成。每日 1 剂,分 2～3 次服用。

(3)桑白皮 5 克,桂心 6 克,茯苓 10 克,粳米 60 克。先将前 3 味药水煎 2 次,合并汁液,入粳米按常法煮成粥即可。每日 1 剂,分 1～2 次服用,常服有益。

(4)熟地黄、肉桂各 5 克,韭菜汁 20 毫升,粳米 100 克,食盐适量。前 2 味药水煎取汁,与洗净之粳米同煮粥,煮沸后加韭菜汁和食盐,煮至粥熟即成。每日 1 剂,分 1～2 次服用。

(5)金樱子、粟米、大米各 30 克,食盐适量。金樱子水煎 30 分钟取汁,入二米,按常法煮粥,将熟时加食盐稍煮即成。每日 1～2 次或每晚睡前加餐食之。

(6)猪肾2个,杜仲、核桃仁各30克。猪肾洗净,从中间剖开,去脂膜切成片,与后2味同入砂锅,加适量水,共炖熟,拣去杜仲即成。每日1剂,分2次吃猪肾、核桃仁并喝汤。

(7)豆腐500克,虾米、蘑菇各25克,味精、胡椒粉、食盐、香油各适量。先将豆腐切成小块,入沸水锅内,氽透捞出,用凉水稍激。虾米用清水泡发,锅中放入虾米、蘑菇、食盐,烧开后放豆腐,再煮沸,加味精、胡椒粉调味,淋上香油即成。每日1剂,分1～2次佐餐食用,常服有益。

(8)枸杞子30克,人参(切片)10克,鸽子1只,黄酒1匙。先将鸽子活杀,去毛及内脏,洗净,再将前2味放入鸽腹内,淋上黄酒及清水2匙,用线扎牢,放瓷盘中(腹朝上),不加盖,隔水旺火蒸2小时后离火即成。每日1剂,分2次吃完,食肉喝汤,也可少量食枸杞子、参片。

(9)鲜韭菜50克,粳米100克,食盐适量。韭菜洗净、切碎备用。粳米洗净,按常法煮粥,将成时入韭菜与食盐,再煮沸即成。每日1剂,分2次服食。

(10)韭菜250克,核桃仁60克,香油、食盐各适量。韭菜洗净,切成寸段备用。核桃仁入沸水中焯约2分钟,捞出后撕去表皮,冲洗干净,沥干。炒勺内放香油,烧至六成热时入核桃仁炒至色黄,再下韭菜同翻炒,加食盐炒匀即成。可单食,也可佐餐,每日1剂,分1～2次服食。

11. 湿热中阻型糖尿病的食疗方

湿热中阻型糖尿病患者的主症为渴而多饮,多食善饥或仅有饥饿感,腹脘痞满,身重倦怠,小便频数混浊或如米泔,舌质红、苔黄腻,脉濡缓或细滑而速。治宜清热化湿,下述食疗方可酌情选用。

(1)滑石(布包)20克,白豆蔻12克,黄芩10克,猪苓、大腹皮、茯苓皮各9克,通草6克,粳米50～100克。前7味药水煎2次,合并汁液,入粳米按常法煮成粥即可。每日1剂,分2～3次服用,可连服2～3日。

(2)苍术、香附、川芎、栀子、神曲各10克,粳米50～100克。前5味药水煎2次,合并汁液,入粳米按常法煮成粥即可。每日1剂,分2次服用。

(3)生石膏(打碎)、淡竹叶各30克,金银花15克,生大黄3克,粳米100克。先将生石膏水煎25分钟,再下淡竹叶、金银花共煮15分钟,再下生大黄煮1～2分钟,用细筛滤汁,与粳米按常法煮成粥即可。每日1剂,早晚服用。

(4)鲤鱼1条,赤小豆50克,陈皮10克,草果1个,食盐、味精、姜片各适量。先将鲤鱼宰杀,去鳞、鳃及内脏,洗净,入锅中加水适量,煮沸后加赤小豆及其余5味,继续煮至豆熟即成。每日1剂,空腹吃鱼喝汤,常服有益。

(5)牡蛎500克,香菇片、冬笋片、青豌豆各50克,食盐、味精、料酒、姜末、香油、肉汤各适量。将牡蛎敲开硬壳,取出蛎肉,洗净,入沸水中氽透捞出,用水冲洗干净后沥干备用;香菇片、冬笋片用沸水烫透捞出。锅内加肉汤、料酒、食盐,烧沸后入青豌豆、牡蛎肉、香菇片、冬笋片、姜末,再烧沸,加味精、香油即成。每日1剂,分2次佐餐食用,可常用。

(6)竹笋、银耳各10克,鸡蛋1个,食盐、味精各适量。竹笋洗净,银耳浸泡、洗净、去蒂,鸡蛋打碎搅匀。锅内放清水煮沸后,倒入鸡蛋糊,加入竹笋、银耳,以小火炖10分钟,加食盐、味精调味即成。每日1剂,分1～2次服用。

(7)泽泻、薏苡仁、赤小豆各50克。泽泻先煎取汁，入后2味同煮成粥即可。每日1剂，当晚餐食用。

(8)活鲫鱼1条，青蛤肉250克，鲜牛奶80毫升，鸡汤、素油、水淀粉、料酒、葱段、姜片、香菜末、香醋、味精各适量。先将鲫鱼宰杀，去鳞、鳃及内脏，切斜刀，涂水淀粉，置热油锅中稍煎片刻，加入鸡汤、料酒、葱、姜，大火浇沸，撇去浮沫，改用小火炖20分钟后，加蛤肉同煮，待鱼肉、蛤肉熟时，加入味精调味，用香菜末、姜片、香醋加鲜牛奶煮沸做汤浇上即成。每日1剂，分次食之，常服有益。

(9)冬瓜片、蘑菇丝各50克，食盐适量。前2味加水同煮，将熟时加食盐，再煮熟即成。可每日作汤食之。

(10)泥鳅500克，豆腐200克，姜片、葱段、食盐、味精各适量。先将泥鳅去内脏，用温水洗净，切段；豆腐切块。2味同入砂锅，加姜、葱、食盐及水适量，小火慢炖约30分钟，待泥鳅熟后，加味精调味即成。每日1剂，分2次佐餐或单独食用。

(11)荞麦面250克，香油30克。将荞麦面加水适量和成面团，擀面时略加香油以分层，以小火烙熟，或入笼屉蒸熟即成。每日1剂，可作正餐分2次食用。

(12)蚌肉片350克，玉米须150克，葱段、姜片、料酒、食盐、胡椒粉、味精、香油各适量。玉米须洗净，装纱布袋内，扎紧口，与蚌肉片同入砂锅内，加水适量，放入葱段、姜片及料酒，用中火炖之，待蚌肉熟透，拣出葱段、姜片与纱布袋，加后4味调味即成。每日1剂，喝汤吃蚌肉，常食有益。

(三)药食兼用之品食疗方

1. 人参方

人参,根据加工方法分为白参、红参。其性平,味甘,归脾、肾经,有大补元气、补肺益脾、生津止渴、养心安神等功效,适用于气虚欲脱、脉微欲绝、肺虚气喘、脾胃虚弱、倦怠无力、消渴、热病伤津等。药理研究证明,人参有“适应原”样作用,有调节高级神经中枢的兴奋和抑制的双向作用,能增强记忆力;对心肌功能有良好的改善作用,对心律失常和心搏无力均有改善作用;小剂量人参可使血压轻度增高,大剂量则使血压下降;对实验性高血糖有抑制作用,对雄性大鼠四氧嘧啶糖尿病有控制血糖水平的作用。西洋参,俗名花旗参,性凉,味甘、微苦,有补气阴、清虚热、生津止咳功效,适宜于体质虚弱、阴虚火旺、气阴两伤及糖尿病等。

(1)人参 25 克,天冬、山茱萸、枸杞子、白术、葛根各 50 克,生石膏、黄芪、黄精、生地黄、桑椹、山药、天花粉各 100 克,蛤蚧 2 对。以上 14 味共研细末,每 2.5 克装胶囊 6 粒。每日 3 次,每次 12 粒,温开水送服。有益气养阴、清热降糖功效。适用于肺脾气阴两虚型糖尿病等。

(2)人参、白术、天花粉各 10 克,山药、黄芪各 15 克,甲鱼 1 只,鸡汤 300 毫升,绍酒、酱油、食盐、酱油、姜片、葱花、味精各适量。人参、白术、山药、黄芪切片;甲鱼宰杀后,去头、尾及内脏,切成 8 块。在甲鱼身上抹绍酒、酱油、食盐和味精,按原形摆好,放入蒸盆内,将前 5 味放在甲鱼上,放入葱、姜，将蒸盆放到蒸笼内，用大火蒸35分钟即成。每4日1剂，每日1次，吃甲鱼2块。有滋肾阴、补气血、止消渴功效。适用于肺脾气阴两虚型糖尿病。

(3)西洋参、白果、薏苡仁、莲子各10克，大枣10枚，鸭1只，绍酒、酱油、姜片、葱段、食盐、胡椒粉各适量。西洋参烘干研成细粉，白果、莲子去心，薏苡仁洗净，大枣去核。宰杀鸭并去毛和内脏，将酱油和绍酒调匀，抹于鸭身及鸭腹内；将白果、薏苡仁、莲子和大枣放在碗内，放入西洋参粉调匀，与葱、姜、食盐一起塞入鸭腹内。再把鸭放入蒸盆内，上笼用大火蒸1.5小时，撒上胡椒粉即成。每周1剂，每2日1次，每次吃鸭肉30～50克，随意喝汤。有健脾胃、补肺肾功效。适用于脾胃虚弱型糖尿病等。

(4)西洋参10克，大枣7枚，黑鱼300克，上汤500毫升。西洋参洗净，切片；大枣洗净，去核；黑鱼洗净，去内脏。把黑鱼放入砂锅，加西洋参、大枣和上汤，用大火烧沸，改小火炖25分钟即成。每2日1剂，每日1次，佐餐食用。有补益气血、生津止渴、清热消肿功效。适用于肺胃燥热型糖尿病患者，夏天食用尤宜。

(5)西洋参10克，枸杞子15克。西洋参洗净，切片；枸杞子去杂。2味放入炖锅，加清水200毫升，用大火烧沸，改小火煎煮10分钟即成。每日1剂，代茶饮用。有补阴益气、生津止渴功效。适用于肺脾气阴两虚型糖尿病等。

2. 党参方

党参，性平，味甘，归脾、肾经，有补中益气功效，适用于气虚不足、倦怠无力、气急喘促、脾虚气少、面目水肿、久泻脱肛等症。党参为临床常用的补气药，其补气作用类似人参，但功力较弱。由于其性平和，适用于虚实相兼之证，为人参所不及。

(1)党参20克，枸杞子15克，鲜菊花100克，猪瘦肉250克，绍酒、葱段、姜丝、素油、生粉、食盐、味精各适量。将党参润透，切成段；枸杞子去杂，洗净；鲜菊花撕成瓣状，洗净；猪肉洗净，切成丝，用生粉、食盐、绍酒、味精抓匀。炒锅内加素油烧至六成热，下葱、姜爆香，再下猪肉丝及前3味，炒熟即成。隔日1剂，每日1次，佐餐食用(每次吃肉丝30～50克)。有疏风、清热、明目、补气、补血功效。适用于脾胃虚弱型糖尿病等。

(2)党参、百合各15克，大枣5枚，猪肚100克，上汤500毫升，姜片、葱段、绍酒、食盐各适量。党参润透，切片；百合洗净，撕成瓣状；大枣洗净。猪肚用食盐搓擦后用水冲洗干净，放入砂锅内，加其余各味一起，用大火烧沸，改小火炖1小时即成。隔日1剂，每日1次，每次吃猪肚30～50克，随意吃党参、百合，喝汤。有清心润肺、益气补血功效。适用于脾胃虚弱型糖尿病等。

(3)党参20克，胡萝卜50克，黑鱼500克，香菜30克，上汤200毫升，绍酒、姜片、葱段、食盐、酱油、味精、素油、白糖各适量。党参润透，切段；胡萝卜洗净，切块；香菜洗净，切段；黑鱼宰杀后去鳞、鳃、肠杂洗净，沥干水分，放入六成热油锅中炸一下，捞起备用。炒锅内放素油烧至六成热，下葱、姜爆香，入黑鱼、绍酒、党参、胡萝卜、上汤及各调料烧熟，盛入条盘，撒上香菜即成。每2日1剂，每日1次，佐餐酌量食用。有补中益气、生津利水、补血等功效。适用于肺脾气阴两虚型糖尿病等。

(4)党参15克，莴苣50克，虾仁150克，素油、姜片、葱段、黄酒、食盐、味精各适量。将党参洗净，切段；莴苣去皮，切丁；虾仁去壳，洗净。炒锅内放素油，用大火烧至六成热，入葱、姜爆香，入虾仁，加黄酒，炒变色，加入党参、莴苣丁，炒熟后加食盐、味精调味即成。每日1剂，佐餐食用。有补中益气、生津、壮阳功效。适用于脾肾不足型糖尿病等。

(5)党参、山药各20克，胡萝卜60克，鸡腿2个，上汤300毫升，素油、绍酒、酱油、姜片、葱段、白糖、食盐、味精各适量。党参润透，切段；山药去皮，洗净，切薄片；胡萝卜去皮，洗净，切块；鸡腿洗净，切块。炒锅内入素油烧至六成热，入姜、葱爆香，再下鸡腿、绍酒、白糖、酱油，炒至变色，入党参、山药、胡萝卜、上汤，烧熟后加食盐、味精调味即成。每日1剂，分3次佐餐适量食用。有健脾胃、补气血功效。适用于脾胃虚弱型糖尿病等。

(6)党参、葛根各15克，鳗鱼1条，上汤300毫升，酱油、绍酒、姜片、葱段、食盐、味精各适量。前2味洗净，切片；鳗鱼洗净，去内脏，放入蒸盆内，加入各调料拌匀、腌渍30分钟，再放入前2味及上汤，把蒸盆放入笼屉内，用大火蒸25分钟即成。隔日1剂，每日2次，佐餐酌量食用。有滋阴补气功效。适用于肺脾气阴两虚型糖尿病。

(7)党参20克，蘑菇50克，鸡肉250克，上汤250毫升，素油、绍酒、酱油、食盐、姜片、葱段、白糖、味精各适量。将党参润透，切段；蘑菇洗净去泥沙，切成薄片；鸡肉洗净，剁成块。炒锅内放素油烧至六成热，入姜、葱爆香，加入鸡肉、绍酒、白糖、酱油，炒变色，再加党参、蘑菇、食盐、上汤，烧熟后加味精拌匀即成。每日 1 剂，分 2 次佐餐食用。有补气血、抗癌、美容颜等功效。适用于气血两亏型糖尿病等。

(8)党参 20 克，莴苣 30 克，鸡脯肉 250 克，素油、姜丝、葱段、黄酒、食盐、白糖、味精各适量。党参润透，切段；莴苣去皮，洗净，切成丝；鸡脯肉切成丝。炒锅内放素油烧至六成热，入姜、葱爆香，入鸡肉丝、黄酒炒至变色，加入党参、莴苣及各调料，炒熟即成。每日 1 剂，分 2 次佐餐食用。有补中益气、生津补血功效。适用于脾胃虚弱型糖尿病等。

3. 黄芪方

中医学认为，黄芪性微温，味甘，归肺、脾经，有补气升阳、固表止汗、托疮生肌、利水消肿等功效，适用于气虚衰弱、倦怠无力、中气下陷、脱肛、子宫脱垂等症；黄芪与益气养阴药合用，可治疗消渴病。现代医学认为，黄芪有增强机体生理代谢、改善全身营养状态的作用，有提高免疫力和抗病毒感染的功能，还有保护肝脏、镇静和抑制多种致病菌等作用。

(1)黄芪、益母草、玄参各 30 克，山药、葛根、苍术、生地黄各 15 克，当归、川芎、木香各 10 克，大米 60 克。前 10 味共水煎，取汁入大米煮成粥即可。每日 1 剂，分 2 次服用。有益气养阴、活血通络功效。适用于气阴两伤、血瘀于络所致糖尿病等。

(2)黄芪 20 克，山药、生地黄各 15 克，麦冬、天花粉各 10 克，猪胰 1 具，鸡汤 1 000 毫升，葱段、姜片、食盐、绍酒各适量。将黄芪、麦冬、天花粉装入纱布袋内，与山药、生地黄同入砂锅，再把洗净、切片的猪胰与鸡汤及 4 味调料一起放入锅内，用大火烧沸，改小火炖煮40分钟，去药包即成。每日1剂，分2次单食猪胰并喝汤。有滋阴补肾、降血糖功效。适用于肾阴虚型糖尿病等。

(3)黄芪100克，玉米粉50克，荞麦仁、绿豆、核桃仁、枸杞子、薏苡仁、山药各30克。先将黄芪水煎30分钟，取汁，入后6味，煮烂后拌入玉米粉煮成粥即可。每日1剂，分次食用，常服有益。有健脾补肾、清热渗湿、益气养阴功效。适用于脾肾不足型糖尿病等。

(4)黄芪、山药各20克，胡萝卜60克，鸡腿2个，上汤300毫升，绍酒、素油、白糖、姜片、葱段、食盐、酱油、味精各适量。前2味润透，切片；胡萝卜去皮，洗净，切块；鸡腿去毛，洗净，剁成块。炒锅内放素油烧至六成热，下姜、葱爆香，入鸡腿、绍酒、酱油、白糖炒至变色，加入前3味、上汤及食盐、味精，烧熟即成。每日1剂，分2次佐餐食用。有补气血、益脾胃功效。适用于脾胃虚弱、气血两亏的糖尿病患者等。

(5)黄芪、莲子各10克，大枣7枚，乌鸡1只，上汤500毫升，葱段、姜片、绍酒、食盐各适量。黄芪润透，切片；莲子去心；大枣去核；乌鸡宰杀后去毛、内脏和爪，鸡身上抹食盐和绍酒。前3味与姜、葱放入鸡腹内，再将鸡放入蒸盆内，倒入上汤，入蒸笼，用大火蒸1小时即成。每周1～2剂，每日2次，每次吃乌鸡肉30～50克，随意喝汤。有升提中气、滋阴清热、生津止渴功效。适用于肺脾气阴两虚型糖尿病等。

(6)黄芪20克，土豆50克，猪蹄2只，上汤300毫升，葱段、姜片、食盐、味精、素油、白糖、酱油各适量。黄芪润透，切片；土豆去皮，洗净，切块；猪蹄洗净，去毛，剁成块。炒锅入素油烧至六成热，下葱、姜爆香，入猪蹄、黄芪、土豆、上汤及各调料，烧熟即成。每2日1剂，每日1次，佐餐酌量食用。有补中、益气、利水、消肿功效。适用于脾胃虚弱型糖尿病等。

(7)黄芪、山药各15克，母鸡1只，姜片、葱段、绍酒、食盐各适量。前2味洗净，切片。母鸡宰杀，去毛、内脏，将绍酒、食盐抹在鸡身上，姜、葱放入鸡腹内，放入炖锅内，加水2 000毫升，再放入黄芪、山药片，用大火烧沸，改小火炖至熟透即成。每周1剂，每日1次，佐餐食用，吃鸡肉30～50克，并喝汤适量。有滋补气血、生津止渴功效。适用于肺脾气阴两虚型糖尿病。

(8)黄芪20克，鲜番薯叶50克，冬瓜100克，食盐适量。黄芪润透，切片；番薯叶洗净，切段；冬瓜洗净，去瓤不去皮，切块。4味同入砂锅，加清水600毫升(为防番薯叶变黄，不盖锅盖)，用大火烧沸，改小火炖煮40分钟即成。每日1剂，吃冬瓜、番薯叶，喝汤。有清热解毒、利水消肿功效。适用于湿热中阻型糖尿病等。

4. 灵芝方

灵芝，又名木灵芝。其性平，味甘，有补肝气、益心气、养肺气、固肾气、益精之功效，适用于高血压、冠心病、慢性肝炎、心律失常、神经衰弱、糖尿病等。现代医学研究证明，灵芝有十大作用：①增强网状内皮系统的吞噬能力，提高机体免疫功能。②保护肝脏，降低血清丙氨酸氨基转移酶，促进肝细胞再生。③增加冠状动脉血流量，降低心肌耗氧量，加强心肌收缩力。④镇咳、祛痰、平喘。⑤增加红细胞对组织细胞的供氧量。⑥增加白细胞。⑦抗癌作用。⑧降低血清醛缩酶，对进行性肌营养不良、萎缩性肌强直及皮肌炎有治疗作用。⑨镇静、镇痛。⑩抗衰老。

(1)灵芝 30 克，鲜山药 60 克，大枣 25 枚，粟米 50 克。前 2 味洗净，切薄片，水煎 2 次(每次 15 分钟)，合并煎液待用。将后 2 味洗净，入砂锅，加水 150 毫升，待水沸后，入药煎液，煮至米烂粥成即可。每日 1 剂，早晚分 2 次食用，可连用 15 日。有益气健脾、补虚降糖功效。适用于脾胃虚弱型 2 型糖尿病等。

(2)灵芝 12 克，山药 30 克，鲤鱼 1 条，葱段、姜片、料酒、味精各适量。前 2 味洗净，切片备用；活杀鲤鱼，去鳞、鳃及内脏，洗净，切段。把前 6 味同放入砂锅，加水适量，用大火煮沸，改小火煮 1 小时，加味精即成。每日 1 剂，佐餐食之。有滋阴养肝、补气健脾功效。适用于肺脾气阴两虚型糖尿病等。

(3)灵芝 10 克，芡实 30 克，老鸭 1 只，葱段、姜片、绍酒、食盐各适量。灵芝洗净，切片；芡实洗净，去沙和杂质。将老鸭宰杀，去毛、内脏，洗净，把食盐和绍酒抹在鸭身上，腌渍 30 分钟，将灵芝、芡实及葱、姜填入鸭腹内，把鸭放砂锅内，加水 3 000 毫升，用大火烧沸，撇去浮沫，再用小火煮 30 分钟即成。每周 1 剂，每日 1 次，吃鸭肉 30～50 克，喝汤，食灵芝、芡实。有补肺肾、止消渴功效。适用于肺肾阴虚型糖尿病。

(4)灵芝 20 克，山药 35 克。灵芝洗净，切成小块；山药去皮，洗净，切成小块。2 味同入砂锅，加水适量，煮至山药熟烂，滤取汁液即成。每日 1 剂，分 2 次饮汁。有益气宁神、健脾和胃、养肝补肺功效。适用于肺脾气阴两虚型糖尿病等。

5. 山药方

山药，又称淮山、怀山药、玉延等，为薯蓣科草本植物薯蓣的块根。其性平，味甘，有健脾补肺、固肾益精、滋养强壮、补虚降血糖等功效。适用于脾虚泄泻、虚劳咳嗽、消渴、小便频数、遗精等。

(1)山药、桂圆肉各12克，枸杞子15克，五味子6克，大米100克。前2味洗净，切成细小颗粒；枸杞子、五味子洗净，去杂。大米淘洗干净，与其余4味同放入锅内，按常法煮成米饭即可。每2日1剂，每日1次，当主食食用，每次吃米饭50克。有补脾胃、固肾腰功效。适用于脾肾气虚型糖尿病。

(2)山药粉100克，面粉250克，豆粉10克，鸡蛋1个，食盐、姜片、葱花、香油、味精各适量。将前4味和成面团，按常法制成面条，入锅，加水煮熟，再加作料调味即成。每日1～2次，适量食之，连服3～4周。有健脾补肺、固精益肾功效。适用于肺脾气阴两虚型糖尿病等。

(3)山药、玉竹、麦冬各30克，白鸽1只，食盐适量。将白鸽宰杀，去毛及内脏，洗净，切块，与洗净的前3味同入砂锅内，加水适量，用大火煮沸后，改小火煮2小时，加食盐调味即成。每日1剂，随量分2次食用。有滋补脾肺、生津止渴功效。适用于肺脾气阴两虚型糖尿病，症见口渴引饮、神疲乏力、知饥不食等。

(4)山药30克，猪瘦肉60克，熟地黄20克，小茴香3克，食盐适量。山药、猪肉分别洗净，切块，与洗净之熟地黄、小茴香同入砂锅内，加水适量，用大火煮沸后改小火煮1小时，加食盐调味即成。每日1剂，佐餐分2次食用，吃肉、山药并喝汤。有滋阴固肾、补脾摄精之功效。适用于脾肾阴阳两虚型糖尿病，症见小便频数量多、尿浊如米泔水样、疲倦乏力、便溏、舌质红、脉细弱等。

(5)鲜山药200克，鳗鱼300克，水烫油菜段50克，熟猪油、葱段、姜片、食盐、胡椒粉、料酒、香油、味精各适量。山药洗净，去皮，切段；鳗鱼去鳃、内脏，洗净，斩段，切成条。锅中放猪油烧沸，入葱、姜、料酒、鳗鱼煸炒片刻，加入山药、食盐及适量水，用大火烧沸，改小火炖20分钟，捞出葱、姜，加入水烫油菜段，稍煮沸，淋入香油，撒入胡椒粉、味精即成。每日1剂，佐餐食用。有补虚益脾、补精固肾功效。适用于脾肾不足型糖尿病等。

(6)山药50克，鲜菠菜250克，鸡内金10克，食盐、味精各适量。山药洗净，切片；菠菜洗净，切段；鸡内金焙干，研末。3味同入砂锅，加水适量炖汤，再加后2味调味即成。每日1剂，早晚分2次饮汤并食菠菜、山药，10～15日为1个疗程。有滋养肝肾、固肾止渴功效。适用于肝肾阴虚型糖尿病。

(7)鲜山药60克，黄精50克，白鸽1只，食盐适量。山药洗净，去皮，切块备用。将白鸽宰杀，去毛及内脏，洗净，切小块，与山药、黄精同入砂锅，加水适量炖煮至肉烂，加食盐调味即成。每日1剂，食鸽肉、山药并喝汤，常服见效。有补肾益肝、益精滋阴功效。适用于肝肾阴虚型糖尿病等。

(8)山药、小麦各60克，粳米30克。3味洗净，同入砂锅，加水适量，按常法煮成粥即可。每日1～2剂，随量服用。

有养心阴、止烦躁功效。适用于心阴虚之糖尿病，症见心烦口渴、多饮多食、溲频量多、舌边尖红、脉细数等。

(9)山药 30 克，石斛 20 克，兔肉块 500 克。3 味洗净，同入砂锅，加水煮至肉烂熟即成。隔日 1 剂，每日酌量服用 1～2 次。有益气养阴、健脾滋阴功效。适用于肺脾气阴两虚型糖尿病。

(10)山药片 30 克，枸杞子 15 克，粟米 100 克。3 味洗净，同入砂锅内，加水适量，按常法煮成粥即可。每日 1 剂，分 2 次服用，常服更宜。有健脾补肺、滋阴益肾功效。适用于肺肾阴虚型糖尿病等。

(11)鲜山药 500 克，面粉 150 克，核桃仁、什锦果料、蜂蜜、猪油、水淀粉各适量。山药洗净，去皮蒸熟，加面粉揉匀，做成圆饼状，撒上核桃仁、什锦果料，上笼蒸 20 分钟。将猪油、蜂蜜用小火加热，淋上水淀粉，浇在圆饼上即成。每日酌量服食，可连用 3～4 周。有温肾壮阳功效。适用于肾阳亏虚型糖尿病等。

(12)山药(研粉)60 克，黄芪 30 克。先洗净黄芪，水煎取汁 300 毫升(去渣)，再将山药粉加入汁液中搅匀，用小火熬煮搅匀成粥即可。每日 1 剂，早晚 2 次分服，常服有效。有补益脾肾、益气生津功效。适用于脾胃虚弱型糖尿病。

(13)山药 400 克，烤鸭 1 只，葱段、姜片、大料、料酒、清汤、食盐、味精各适量。山药洗净，去皮，切成滚刀块备用。烤鸭剁成适宜大小的块，按原形排于大汤碗内，并加入山药块、葱、姜、大料、料酒及适量清汤，入笼蒸透。用清汤、原汤汁、食盐、味精调好味，入锅煮沸，浇于鸭上即成。每周 2 剂，每日 1～3 次，酌量食鸭肉、山药并饮汤，常服效佳。有补肺滋阴、健脾、益精、固肾功效。适用于肺脾肾气阴不足型糖尿病等。

(14)山药粉 50 克,核桃仁 75 克。将核桃仁炒香,研成细末,与山药粉混匀,用凉开水调匀,下入沸水锅内,不断搅拌,待山药熟透呈糊状即成。每日 1 剂,分早晚 2 次服用,常服效佳。有健脾益气、固肾益精、润肠功效。适用于脾肾不足型糖尿病。

(15)山药片 60 克,粳米 100 克,食盐、味精各适量。前 2 味洗净,入砂锅,加水适量,用小火煮成粥,加食盐、味精调味即成。每日 1 剂,分 2 次服用,常服有益。有补脾益胃、滋养肺肾功效。适用于脾胃虚弱型糖尿病等。

(16)山药 20 克,冬瓜 300 克。山药洗净,切片;冬瓜洗净,去瓤不去皮,切块。2 味同入砂锅,加水 600 毫升,用大火煮沸,改小火煮 30 分钟即成。每日 1 剂,分 2 次服用。有补脾胃、清肺火、止烦渴功效。适用于肺胃虚弱型糖尿病等。

(17)山药 30 克,黄连 20 克。2 味加水适量煎汁饮服,每日 1 剂。有清热解毒、补益脾胃、清胃止渴功效。适用于肺胃燥热型糖尿病阴液不足等。

6. 薏苡仁方

薏苡仁,也叫苡米、米仁、苡仁、薏米仁等,为禾本科一年生或多年生草本植物苡仁的成熟种仁。其性凉(微寒),味甘、淡,归肺、脾、肾经。有健脾止泻、清肺排脓、祛湿除痹、利水渗湿、清热止痒等功效,适用于泄泻、湿痹、水肿、淋浊、糖尿病及肿瘤等。本品生用渗湿除痹,炒用健脾止泻。薏苡仁性微寒而不伤胃,益脾而不滋腻,其性和缓,是清补利湿的一味良药，也是延年益寿之美食。

(1)薏苡仁、糯米各 30 克，山药、枸杞子各 25 克。4 味分别洗净，入锅加水，按常法煮成粥即可。每日 1 剂，分早晚 2 次食用，连用 3 个月效佳。有养肾滋阴、降血糖功效。适用于肾阴虚型糖尿病等。

(2)薏苡仁、百合各 30 克，香菇 20 克，石斑鱼 500 克，食盐、绍酒、姜片、葱段各适量。前 2 味洗净，香菇发透洗净后切为两半，3 味共煮熟备用；石斑鱼去鳞、鳃及内脏，洗净，将绍酒、食盐抹在鱼身上。鱼入蒸盆，放入煮熟的 3 味及葱、姜，加适量水，入蒸笼用大火蒸 15 分钟即成。每周 1 剂，每日 2 次，佐餐食用，每次吃鱼 20～50 克。有清热润肺、滋阴健脾、补气补血功效。适用于肺脾气阴两虚型糖尿病。

(3)薏苡仁 30 克，海蜇 150 克，青瓜 300 克，葱花、食盐、绍酒、香油、酱油、姜末、味精各适量。薏苡仁洗净，去泥沙，煮熟待用；海蜇浸泡于水中(注意换水)，浸透后洗净，切丝，入沸水锅中焯透，用凉水散开，沥干水分待用；青瓜去皮、子，洗净，切条，用食盐腌渍，除去水待用。每 3 味与诸调料拌匀即成。每 3 日 1 剂，每日 1 次，酌量佐餐食用。有滋阴润肺、清热解毒功效。适用于肺胃燥热型糖尿病患者，夏天食用尤佳。

(4)薏苡仁 20 克，生地黄 10 克，大米 100 克。薏苡仁、大米淘洗干净；生地黄洗净，切片。3 味同入砂锅，加水适量按常规煮成粥即可。隔日 1 剂，每日 1 次，早餐酌量食用。有滋阴清热、补益脾肺功效。适用于肺脾气阴两虚型糖尿病。

(5)薏苡仁 30 克，大米 300 克，鸡蛋 1 个，食盐、葱花、熟油、酱油、味精各适量。前2味淘洗干净，放入锅内，按常法做成米饭。把鸡蛋打入碗内，用后5味调料拌匀，倒在已熟的薏苡仁米饭上，再焖5分钟即成。每2日1剂，每日1次，当正餐主食酌量食用。有清热利湿、补气补血功效。适用于肺脾气阴两虚型糖尿病。

(6)薏苡仁、黄瓜各30克，大米120克。薏苡仁浸泡一夜，洗净，去泥沙；大米淘洗干净；黄瓜洗净，切薄片。薏苡仁、大米同入砂锅，加水按常法煮粥，将成时入黄瓜片，再煮沸即成。隔日1剂，每日1次，正餐食用。有清热、利湿、止渴功效。适用于湿热中阻型糖尿病等。

(7)薏苡仁12克，绿豆芽250克，葱花、食盐、味精、香油、醋各适量。先将薏苡仁去杂洗净，盛入碗内上笼蒸熟备用；绿豆芽入沸水锅内焯熟，捞出沥干水分。前2味放入盆内，加后5味调料拌匀即成。每日1剂，佐餐食用。有清热解毒、生津止渴功效。适用于肠胃结热型糖尿病等。

7. 山楂方

山楂，俗名山里红、红果、赤枣子等，又因它是野鼠、山猴爱吃的山果，故又叫鼠楂、猴梨等，为蔷薇科落叶小乔木山楂树的果实。其味酸、微甘，性微温，有开胃消食、止痛化积、治痢止泻、镇痛收敛、活血化瘀、调经止痛、降血压、降血脂、降血糖等功效。

(1)山楂、金银花、菊花各500克，蜂蜜300克，食用香精15毫升。前3味洗净，山楂拍破，同放入砂锅内，加水适量，用小火烧沸，熬约30分钟，滗出药汁。将蜂蜜倒入干净锅内，用小火加热，保持微沸，烧至色微黄、粘手成丝，倒入熬成的药汁中搅匀，待蜂蜜全部溶化时，加香精拌匀，用一层纱布过滤、去渣，冷却即成。每日2次，每次用1羹匙兑入白开水，代饮料饮用。有清热解毒、生津润燥功效。适用于糖尿病并发痈、疖、疔，属热毒炽盛证，症见红肿热痛、口渴喜冷饮、心烦怔忡、舌红苔黄等。

(2)山楂、山药各30克，枸杞子15克，大枣9克，兔肉500克，姜片、料酒、食盐、味精各适量。前4味洗净；兔肉洗净，切块，去油脂，用沸水洗去血水。前5味及姜片、料酒同入砂锅，加水适量，大火煮沸，撇去浮沫，改用小火炖至肉烂，加食盐、味精调味即成。每周2剂，每日1次，佐餐酌量食用。有养阴补血、健脾益肾、活血化瘀功效。适用于糖尿病并发冠心病及动脉粥样硬化属阴虚血瘀证，症见眩晕耳鸣、腰膝酸软、五心烦热、失眠健忘、胸闷不适等。

(3)山楂、决明子各30克，鲜荷叶60克，大枣9克，猪瘦肉250克，姜片、黄酒、食盐、味精各适量。前4味洗净，荷叶切片；猪肉洗净并切块。把全部用料放入砂锅内，加水适量，大火煮沸后，用小火炖至肉烂熟即成。隔日1剂，每日1次，佐餐酌量食用。有活血祛瘀、清热祛湿、降血脂功效。适用于糖尿病并发高脂血症属痰湿内阻证，症见体倦乏力、胸闷、口黏滞不爽、舌淡白腻等。

(4)山楂、粳米各30克，桑叶15克。3味同入砂锅，加水适量按常法煮成粥即可。每日1剂，作早餐用。有滋阴养血、活血祛瘀、清热润燥等功效。适用于糖尿病并发冠心病及高脂血症属阴虚阳亢兼有血瘀证，症见心胸不适、时有胸前区疼痛、舌黯等。

(5)山楂、金银花、冰糖各120克。3味同入砂锅，加水

300毫升,煎至200毫升,放冷即成。每日1剂,每4小时1次,每次饮50毫升。有活血化瘀、清热解毒、健脾开胃功效。适用于胃火熏灼、肺燥伤津之糖尿病。

(6)山楂30克,核桃仁60克,菊花15克。3味共用沸水冲泡即成。每日1剂,代茶饮用,冲淡为止。有补益肝肾、润肠通便、通利血脉功效。适用于糖尿病合并高血压、冠心病及高脂血症等。注意:脾虚便溏者不宜用。

(7)山楂、荷叶各15克,决明子10克。3味共研细末,水煎即成。每日1剂,代茶饮。有活血化瘀、除暑热、清肝火功效。适用于糖尿病伴高血压等。

(8)山楂、炒麦芽各10克。将山楂洗净,切成薄片,与麦芽同放入杯中,用沸水冲泡,盖上盖闷3分钟即成。每日1剂,代茶饮用。有消食导滞、健脾开胃功效。适用于脾胃虚弱型糖尿病等。

(9)山楂15克,荷叶20克。2味共研成粗末,水煎即成。每日1剂,代茶饮。有降血压、降血脂、清热消肿功效。适用于糖尿病伴高血压患者,可经常饮用,并有消暑止渴功效。

8. 茯苓方

茯苓为多孔菌科植物。其性平,味甘、淡,归心、肺、脾、肾经,有利水渗湿、健脾和中、安心宁神功效。适用于小便不利、水肿、食少脘闷、便溏泄泻或痰饮停滞、咳逆胸闷等。现代药理研究报道,茯苓及其复方制剂有利尿、降血糖、抑菌、增强免疫力、保护肝脏、抑制溃疡、增强心肌收缩力、镇静、抗肿瘤等作用。

(1)茯苓、山药各10克，南沙参15克，玉竹20克，猪肾2个，姜片、葱花、食盐、味精、鸡汤各适量。前3味润透切片，玉竹切段；猪肾洗净，一切两半，除去白色臊腺，切成腰花。把腰花放入蒸盆内，加姜、葱、食盐及味精拌匀，加入鸡汤及前4味中药，将蒸盆入笼内，大火蒸40分钟即成。隔日1剂，每日1～2次，酌量食用猪肾并喝汤。有滋阴补肾功效。适用于阴阳两虚型糖尿病等。

(2)茯苓20克，莴苣100克，鲜虾仁200克，葱段、姜片、绍酒、食盐、素油、味精各适量。茯苓烘干，研成细粉；莴苣去皮，洗净，切丁；虾仁洗净，去杂。炒锅内放入素油烧至六成热，下葱、姜煸香，加入虾仁、绍酒，炒变色，放入莴苣、食盐、味精、茯苓粉，炒熟即成。隔日1剂，每日1次，佐餐酌量食用。有益脾和胃、渗湿利水、安心宁神功效。适用于脾肾不足型糖尿病等。

(3)茯苓、鲜山药各200克，猪肚1个，料酒、食盐、酱油各适量。将茯苓泡发，鲜山药洗净、切块，2味同入清理干净的猪肚内，加料酒、食盐，扎紧口，入锅内加水炖4小时，至猪肚熟烂离火。将熟猪肚剖开，取出茯苓、山药，冷却后烘干，研末装瓶备用。每日3次，每次6～10克，温开水送服；猪肚可切片，分次蘸酱油食用。有健脾补肾、固肾益精、渗湿解热、降血糖功效。适用于脾肾不足型糖尿病。

(4)茯苓30克，白豆蔻10克，面粉500克，发酵粉适量。茯苓烘干，研成细粉；白豆蔻去壳烘干，研成细粉。4味和匀，加水适量，揉成面团，令其发酵。发酵后，按常法制成每个20克的馒头，上笼蒸20分钟即成。每日1次，早餐当主食吃1～2个。有补脾胃、除烦热功效。适用于脾胃虚弱型糖尿病。

9. 玉米须方

玉米须，俗名玉麦须、棒子毛等，为禾本科一年生草本植物玉蜀黍的花柱。其性平，味甘、淡，有清热解毒、利水消肿、平肝利胆、祛风降压、降血糖等功效，适用于泌尿系统感染、糖尿病等。

(1)玉米须、女贞子各 30 克，菊花、竹茹、桑叶各 6 克。把 5 味药洗净，放入砂锅，加水适量，中火烧沸，改小火煎煮 25 分钟即成。每日 1 剂，代茶饮用。有养阴清热、除烦止渴功效。适用于肾阴虚型糖尿病等。

(2)玉米须、荠菜花、茶树根、山楂根各 10 克。将前 2 味切碎，后 2 味研成粗末。4 味同入砂锅，加水煎煮即成。每日 1 剂，代茶饮用。有清热除烦、利水消肿、活血止渴等功效。适用于肾阴虚型糖尿病等。

(3)玉米须 90 克，生山药 60 克，蚕茧 30 克，猪胰 1 具。将猪胰洗净，与其余 3 味同焙干，研为细末，装瓶贮存即可。每日 2 次，每次 10 克，温开水冲服。有补脾益肾、生津止渴功效。适用于脾肾气虚型糖尿病，症见口渴欲饮、小便量多、头晕腰酸等。

(4)玉米须 15 克，山药 60 克，鲜蚌肉 90 克，大枣(去核)10 克，姜片、食盐各适量。将前 5 味洗净，同入砂锅，加水适量，大火煮沸，改小火炖至蚌肉熟透，加食盐调味即成。每日 1 剂，随量喝汤、吃肉。有利水消肿、滋阴养肝、生津止渴功效。适用于肾阴虚型糖尿病。注意：脾肾阳虚型，症见舌淡体胖、脉沉迟弱者不宜服用。

(5)玉米须30～60克，山药15克，黄芪10克。3味水煎取汁即成。每日1剂，早晚2次分服，连服10日。有利尿消肿、益气健脾功效。适用于脾肾不足型糖尿病，症见尿少、水肿、疲乏无力、汗多等。

10. 莲子方

莲子，性平，味甘，归心、脾、肾经。有健脾益肾、养心安神功效。适用于心悸失眠、脾虚泄泻、肾虚遗精、尿频而浊、崩漏带下等症。

(1)莲子、枸杞子、芡实、薏苡仁各12克，豆腐200克，鲤鱼头1个(其他鱼头肥大者也可)，食盐、绍酒、酱油、姜片、葱段、味精、胡椒粉、鸡汤各适量。将前4味去杂质，洗净，莲子去心；豆腐洗净，切块；鱼头去鳃洗净，一劈两半。将食盐、绍酒、酱油抹在鱼头上，腌渍20分钟后，放入砂锅内，加入莲子、枸杞子、芡实、薏苡仁、葱、姜、豆腐及鸡汤，大火烧沸，改小火煮至莲子、薏苡仁熟透，撒上胡椒粉、味精即成。每日1剂，佐餐适量食用。有补益脾胃、滋补肝肾、固摄止渴功效。适用于脾胃虚弱型糖尿病等。

(2)莲子12克，大枣12枚，瘦肉50克，豆腐200克，鸡汤200毫升，鸡蛋1个，淀粉、食盐各适量。莲子烘干，研成细粉；大枣洗净、去核；瘦肉洗净，剁成泥；豆腐切成20块。在肉泥中加莲子粉、淀粉、食盐，打入鸡蛋，加水调拌成很稠的肉泥，制成丸子待用。在每块豆腐中间挖一个孔，把肉丸放入孔内，上面放一个大枣，排列在蒸盆内，加入鸡汤，把蒸盆置蒸笼内，用大火蒸45分钟即成。每4日1剂，每日吃5块豆腐。有健脾胃、补气血功效。适用于脾胃虚弱型糖尿病等。

(3)莲子、白果各 49 枚,大枣 10 枚,人参 3 克,鸭 1 只,绍酒、酱油各适量。莲子用水泡发后,擦去表皮,去心;白果去皮,抠去心;大枣洗净,去核;人参切片,烘干,研成细粉备用。鸭宰杀后去毛及内脏,冲洗干净,沥干,将酱油和绍酒混匀,抹于鸭表面与鸭腹内,将前 4 味填于鸭腹,把鸭放入盘上,上笼大火蒸约 2 小时,烂熟即成。每周 2 剂,每日 2 次,佐餐适量食用,常服有益。有补虚健脾、益气养血、生津功效。适用于脾胃虚弱型糖尿病等。

(4)莲子、芡实各 10 克,雪蛤膏 5 克,鸡汤、食盐、胡椒粉各适量。莲子浸泡,去心;芡实浸泡 2 小时,洗净;雪蛤膏放温水内泡发 2 小时,涨大后择去黑子和筋膜。先将前 2 味放砂锅内,煮 50 分钟后,加入雪蛤、鸡汤、食盐,再煮 25 分钟,撒上胡椒粉即成。每日 1 剂,早晚餐食用。有滋阴补血功效。适用于肾阴虚型糖尿病等。

(5)莲子、沙参各 10 克,鲍鱼 50 克,绍酒、葱段、姜片、食盐各适量。将莲子水发,去心;沙参润透,切片;鲍鱼洗净,切成薄片。先将鲍鱼、葱、姜、绍酒、食盐放在碗内,腌渍 30 分钟,再把腌渍好的鲍鱼与莲子、沙参放入蒸杯内,蒸 1 小时即成。每日 1 剂,分 2 次吃完。有清肺胃热、滋阴生津功效。适用于肺胃燥热型糖尿病等。

(6)莲子 20 克,北沙参 10 克,大米 100 克。莲子洗净、浸透去心;北沙参洗净,润透,切段;大米洗净。3 味同入砂锅,加水适量,按常法煮成粥即可。隔日 1 剂,分 2 次作早餐食用。有滋阴健脾、生津止渴功效。适用于脾气阴两虚型糖尿病等。

11. 葛根方

中医学认为，葛根性平，味甘、辛，归脾、胃经，有生津、止泻、解表、透疹等功效。适用于胃热口渴、脾虚泄泻、湿热泻痢、感冒发热、麻疹透发不畅等症。药理试验证实，葛根能扩张心、脑血管，并有抑制血小板凝集的作用，对高血压、冠心病有较好的疗效，还有降血糖和解热作用等。

(1)葛根、山药各 60 克，黄芪 40 克，生地黄 30 克，麦冬 20 克，泽泻 10 克，黄连 6 克，粳米 60 克。前 7 味水煎取汁，入粳米煮成粥即可。每日 1 剂，分 2 次服用。有滋阴益气、润肺保津功效。适用于肺脾气阴两虚型糖尿病，症见多饮、多尿、多食、精神倦怠、形体消瘦、舌红苔少等。

(2)葛根 10 克，山楂 5 克，牛肉 100 克，白萝卜 200 克，绍酒、姜片、葱段各适量。前 4 味分别洗净，前 2 味切片，后 2 味切块，同入砂锅，加水 800 毫升及 3 味调料，大火烧沸，改小火炖 1 小时即成。每 2 日 1 剂，每日 1 次，佐餐食用。有养脾胃、清肺热功效。适用于脾胃虚弱型糖尿病等。

(3)葛根 20 克，天冬、沙参各 15 克，田螺肉 300 克，葱段、姜片、绍酒、食盐、味精、鸡油各适量。前 2 味分别润透，切薄片；沙参润透，切段；田螺肉洗净，切薄片。前 4 味与葱、姜、绍酒同入砂锅内，加水 1 500 毫升，大火烧沸，改小火炖煮 35 分钟，加后 3 味拌匀即成。每日 1 剂，佐餐食用。有清热、滋阴、润肺、生津、止渴等功效。适用于肺肾阴虚型糖尿病等。

(4)葛根、麦冬各 9 克，牛奶 50 毫升。前 2 味洗净，用 150 毫升水煎 25 分钟，滗出汁液；再加水 50 毫升，煎煮 25

分钟，除去葛根和麦冬；合并2次汁液，与牛奶搅匀，中火烧沸即成。每日1剂，早餐饮完。有滋阴补肾、生津止渴功效。适用于阴虚型糖尿病，尤以胃火大、口渴明显者为宜。

(5)葛根9克，生地黄30克，猪尾200克，葱段、姜片、绍酒、食盐各适量。葛根洗净，生地黄切片；将猪尾用镊子夹净毛，洗后切段。各味同入砂锅中，加水1000毫升，大火烧沸，改小火炖1小时即成。每4日1剂，每日1次，佐餐食用猪尾(约50克)。有滋阴润肺、清热解毒功效。适用于阴虚肺热伤津之糖尿病患者。

(6)葛根粉150克，鲜山药200克。将山药洗净，去皮，切片，加水适量煎煮约1小时后，加入用水调成糊的葛根粉，煮熟成糊即可。每日1剂，分次随量食用。有健脾益胃、生津止渴、降血糖功效。适用于脾胃虚弱型糖尿病。

12. 天花粉方

天花粉，性微寒，味甘、微苦，归肺、胃经，有清热生津、消肿排脓等功效。适用于肺热燥咳、热病伤津、消渴、痈肿疮疡等症。

(1)天花粉、生石膏、生地黄各30克，沙参、天冬、麦冬各15克，知母、玄参、黄芩各12克，石斛、葛根、五味子、普洱茶各9克，大米60克。前12味洗净，装入纱布袋内，与普洱茶同放茶壶内，加水1000毫升，大火烧沸，改小火煮15分钟，滗出汁液，再加水600毫升，煎煮10分钟，滗出汁液，合并2次汁液，用纱布过滤。将药汁与大米一起加水煮成粥即可。每日1剂，分2～3次饮完(每次饮1/3)。有滋阴润肺、清热生津功效。适用于肺胃积热型糖尿病等。

(2)天花粉、枸杞子、生地黄各18克,山药15克,黄芪12克,五味子6克,猪肝、猪胰各50克,鸡蛋1个,鸡汤500毫升,绍酒、淀粉、食盐、酱油、葱段、姜片、味精各适量。将前6味药用纱布袋装好,扎紧口备用;猪肝洗净,去血水沥干,切成薄片,放入碗内,加入鸡蛋、绍酒、淀粉、葱、姜、食盐、酱油、味精拌匀,腌渍,加水调稠糊状待用。把药包放锅内,加水1 000毫升,大火烧沸,改小火煮25分钟后,除去药包,加入鸡汤烧沸,投入猪胰、猪肝,煮5分钟即成。隔日1剂,分2次(每日1次)佐餐食用。有滋补肝肾、补益脾胃、生津止渴功效。适用于阴阳两虚型糖尿病等。

(3)鲜天花粉100克,鲜葛根60克,生地黄、生山药各30克,乌梅、麦冬各15克,西洋参(研、冲)3克,橘、梨各1个(分别连皮切4块)。各味(除西洋参外)共水煎,取汁即成。每日1剂,分3次服用(每次取西洋参1/3冲服)。有益气养阴、清热解毒、止渴缩尿功效。适用于肺脾气阴两虚型糖尿病。

(4)天花粉、葛根各12克,黄芪18克,山药粉30克,猪胰1具。猪胰洗净,切块,与前4味同入砂锅,加水适量,煮熟即成。每日1剂,吃肉、饮汤。有益气补阴、生津润燥功效。适用于肺脾气阴两虚型糖尿病,症见口渴多饮、气短乏力等。

(5)天花粉、山药各120克,猪胰250克。前2味焙干,研成细末。把猪胰洗净,捣烂,与药末为丸,煮熟即成。每日3次,每次服用9克,连用15～20日。有清热生津止渴、补脾益肺、滋阴固肾功效。适用于脾肾不足型糖尿病,症见尿频量多、尿浑浊如脂膏、腰膝酸软无力、头昏耳鸣、多梦遗精、皮肤干燥、全身瘙痒、舌红苔少等。

(6)天花粉15克,山药10克,粳米30克。前2味洗净、滤干、捣碎,与洗净的粳米同入锅内,加水按常法煮成粥即可。每日1剂,分2次服用。有健脾益肾、补虚安中、清热降火、生精止渴功效。适用于肺肾不足型糖尿病,症见口渴不止、大量饮水不解等。

(7)天花粉、山药各15克。2味加水500毫升,煎至200毫升,去渣取汁即成。每日1剂,分2次服用。有健脾、清热、生津功效。适用于脾胃虚弱型糖尿病等。

13. 百合方

百合,为百合科植物百合、麝香百合、细叶百合及其同属多种植物的鳞茎。其性平,味甘、微苦,归心、脾经,有润肺止咳、清心安神等功效。适用于肺热、肺燥咳嗽、神经衰弱、更年期综合征、疮疖未溃破等。

(1)百合(瓣)、沙参(片)各20克,鱼翅50克,菜胆100克,鸡汤500毫升,食盐适量。鱼翅发透,洗净,撕成条;菜胆洗净,用食盐水煮熟备用。百合、沙参放入砂锅内,加水100毫升,用小火炖30分钟,加鱼翅、鸡汤,再炖30分钟,下熟菜胆、食盐即成。每日1剂,分2次吃完。有润肺止咳、养胃生津功效。适用于脾胃阴虚型糖尿病。

(2)百合、莲子、燕窝、大枣各10克。百合洗净,撕成瓣状;莲子发透,去心;燕窝发透,去燕毛;大枣洗净,去核。4味同放入蒸杯内,加水适量,置笼内用大火蒸50分钟即成。每日1剂,单食,一次吃完。有滋阴润肺、补益气血功效。适用于肺脾气阴两虚型糖尿病。

(3)百合20克，豆腐、猪瘦肉各100克，鸡蛋1个，葱花、姜末、食盐、酱油、淀粉、素油各适量。百合洗净，蒸熟，切成小颗粒备用；豆腐用沸水焯一下捞起，切成小块；猪瘦肉洗净，切成小颗粒；鸡蛋打入碗内，加入肉粒、葱、姜、食盐、酱油、淀粉拌匀。炒锅内加素油烧至六成热时，将猪肉投入炒香，随即投入熟百合粒和豆腐，翻炒至肉熟即成。每日1剂，分2次佐餐食用。有清热润肺、生津止渴功效。适用于肺胃燥热、脾胃虚弱型糖尿病。

(4)百合12克，葛根10克，大米150克。百合撕成瓣状；大米淘洗干净，备用。葛根切片，入锅内，加水500毫升，煎煮30分钟取汁，入百合、大米，按常法煮成粥即可。每3日1剂，每日1次，当早餐食用。有补肺清热、止渴功效。适用于肺胃燥热型糖尿病。

(5)百合20克，西芹50克，乳鸽1只，素油、葱花、姜片、绍酒、食盐、酱油、淀粉、香油、胡椒粉、味精各适量。百合洗净，撕成瓣状；西芹洗净，切成小颗粒，备用；乳鸽宰杀，去毛、内脏及爪，切成小块，用酱油、淀粉腌制30分钟，待用。先将百合、西芹同放入炒锅内炒熟，盛入盘内，再在炒锅内加素油烧至六成热时，加入乳鸽爆炒至变色，下绍酒、百合和西芹粒，入葱、姜、食盐、香油，炒匀，加味精、胡椒粉调味即成。每日1剂，分2次佐餐食用。有清热解毒、降压降脂功效。适用于肺胃燥热型糖尿病。

14. 黄精方

黄精，又名鸡头参、黄鸡菜等。其性平，味甘，归肺、脾经，有补脾润肺功效。适用于脾胃虚弱、体倦乏力、肺虚咳嗽、消渴、病后虚羸等症。现代医学研究表明，黄精有降血糖、降血压、增加冠状动脉血流量的作用，能使血液中脂蛋白、胆固醇明显降低。

(1)黄精 12 克，水发冬菇、火腿肉各 20 克，水发海参 50 克，大枣 5 枚，鸡汤 200 毫升，酱油、食盐各适量。前 3 味切片，海参洗净后切成长条。将海参装在蒸盆内，拌上食盐、酱油，把黄精、大枣放在海参上面，火腿肉放在海参旁边，加入鸡汤；将蒸盆置蒸笼内，大火蒸 40 分钟即成。每 2 日 1 剂，每日 1 次，每次吃海参 25～30 克。有滋补肝肾功效。适用于肝肾阴虚型糖尿病。

(2)黄精 15 克，豆腐干、菜胆各 50 克，挂面 100 克，鸡汤 300 毫升，素油、大蒜片、葱花、姜丝、食盐、酱油各适量。前 3 味分别洗净，切成小颗粒；炒锅内加素油烧至六成热，下蒜、姜、葱爆香，加鸡汤及前 3 味，用小火煮 20 分钟，盛入碗内备用。锅内加清水 1 000 毫升，大火煮沸，放入挂面煮至熟透，捞起放碗内，将煮熟的黄精、豆腐干、菜胆及其余调料全部倒在上面，拌匀即成。每日 1 剂，当主食，分 2 次吃完。有滋阴补血功效。适用于脾胃虚弱型糖尿病。

(3)黄精、沙参各 10 克，天冬 15 克，冬菇 20 克，老鸭 1 只，绍酒、姜片、葱花、食盐各适量。前 3 味洗净，切片；冬菇用水发透后一切两半；老鸭宰杀后去毛及内脏，洗净。将老鸭、3 味中药、冬菇及诸调料同放入砂锅，加水2 500毫升，大火烧沸，撇去浮沫，改小火炖 2 小时即成。每周 1 剂，每日 1～2 次，佐餐食用，每次吃鸭肉 30～50 克。有滋阴补肾、生津润肺、利水消肿等功效。适用于肺肾阴虚型糖尿病等。

(4)黄精、天冬各 20 克，白鸽 1 只，高汤 200 毫升，葱段、食盐、味精、绍酒各适量。前2味切片。白鸽宰杀,去毛及内脏,把绍酒、食盐抹在白鸽身上,放入蒸盆内,再放入前2味及葱、味精、高汤,将蒸盆放入蒸笼内,用大火蒸50分钟即成。隔日1剂,每日1次,每次吃鸽肉30～50克,随意喝汤,吃黄精、天冬。有滋阴清热、滋补脾胃功效。适用于脾胃阴虚型糖尿病。

(5)黄精40克,山药30克,党参20克,母鸡1只,葱段、姜片、食盐、辣椒各适量。母鸡宰杀后去毛及内脏,洗净,剁成块,入沸水中烫一下,置大碗中,加入洗净的3味中药、4味调料及适量水,上笼蒸至肉熟烂即成。每2～3日1剂,每日1～2次,佐餐适量食用,常服有益。有益气补虚、滋肾润肺功效。适用于肺肾阴虚型糖尿病等。

(6)黄精、山药各12克,猪肘1个,上汤200毫升,绍酒、葱花、姜丝、食盐、酱油各适量。前2味润透,切片;猪肘去毛,洗净,剔除骨头。将后5味调料拌匀,猪肘放入其中腌渍30分钟后取出,入砂锅,加上汤及前2味,大火烧沸,改小火炖煮1小时即成。每3日1剂,每日1～2次,每次吃猪肘30～50克,喝汤,吃黄精、山药。有滋阴补血、益气健脾功效。适用于肺脾气阴两虚型糖尿病。

(7)黄精、玉竹各15克,老鸭1只,绍酒、葱段、姜片、食盐、味精、胡椒粉、黑豆各适量。黄精切片;玉竹润透,切段;老鸭宰杀后去毛、内脏。将黄精、黑豆、玉竹、老鸭与绍酒、葱、姜同放入砂锅内,加清水3 000毫升,大火烧沸,改小火炖煮45分钟,加食盐、味精、胡椒粉调味即成。每3日1剂,佐餐适量食用。有养阴润燥、生津止渴功效。适用于肺胃燥热型糖尿病。

(8)黄精、天冬各15克，老龟1只，黑豆、绍酒、姜片、葱段、鸡油、食盐、味精、胡椒粉各适量。黄精切片；天冬润透，顺切薄片；老龟宰杀后去头、尾、爪及内脏后洗净。将老龟、黄精、黑豆、天冬、绍酒、姜、葱同放入砂锅内，加水3 000毫升，大火煮沸，改小火炖煮40分钟，加后4味调料搅匀即成。每周1剂，每日1次，佐餐适量食用。有养阴润燥、生津止渴功效。适用于肺胃燥热型糖尿病。

(9)黄精20克，乌鸡1只，绍酒、葱段、姜片、食盐各适量。黄精洗净，切片；乌鸡宰杀，去毛及内脏，洗净；将食盐和绍酒拌匀，抹在鸡身上，黄精、姜、葱放在鸡腹内，将鸡放入砂锅，加水2 000毫升，大火烧沸，改小火炖煮40分钟即成。每3周1剂，每日1～2次，每次吃鸡肉30～50克。有养阴润肺、补中益气功效。适用于肺脾气阴两虚型糖尿病。

15. 枸杞子方

枸杞子性平，味甘，归肝、肾经，有益精血、补肝肾、明目、降血糖功效。适用于肝肾不足、遗精、腰膝酸软、头晕目眩、消渴等。

(1)枸杞子12克，五味子10克，水发木耳30克，鸡肉50克，鸡汤150毫升，素油、葱花、食盐各适量。前2味洗净，去杂质；木耳洗净，去根蒂，撕成片状；鸡肉洗净，切块。炒锅内入素油烧至六成热，放葱花爆香，投入鸡肉块，煸炒至变色，加其余各味，用中火烧至汁浓即成。每日1剂，佐餐食用。有补肝肾、益气血功效。适用于肝肾阴虚型糖尿病。

(2)枸杞子15克，山药、桂圆肉各12克，五味子6克，粳米100克。枸杞子洗净，去杂；山药去皮，洗净，切成小颗粒；

五味子洗净，粳米淘洗干净。5味同入锅内，加水适量，按常法做成米饭即可。每日1剂，分1～2次当主食服用。有补脾胃、固肾精功效。适用于脾胃不足型糖尿病等。

(3)枸杞子12克，玉竹15克，菜胆100克，鸡汤300毫升，乳鸽1只，姜片、葱花、食盐各适量。枸杞子洗净，去杂；玉竹、菜胆洗净，切段；乳鸽宰杀后去毛及内脏，洗净。将各味放入蒸盆内，把蒸盆置笼内用大火蒸45分钟即成。每2日1剂，每日1次，佐餐食用，吃鸽肉、菜胆并喝汤。有滋补肝肾功效。适用于肾阴虚型糖尿病。

(4)枸杞子、淮山药(块)各30克，大枣(去核)15克，鸡肉块60克，食盐、姜片、酱油各适量。前4味入砂锅，加水适量煮汤，待肉将熟时，加后3味作料再煮片刻即成。每日1剂，佐餐食用，宜常食。有滋养肝肾、益精补血功效。适用于肝肾阴虚型糖尿病等。

(5)枸杞子15克，兔肉块、乌鸡肉块各100克，素油、姜片、葱段、食盐各适量。将前3味洗净，炒锅内入素油烧至六成热，入兔肉、鸡肉炒至变色，再入枸杞子、葱、姜、食盐及适量水，烧至肉熟烂即成。每日1剂，佐餐食用，可常食。有滋阴养血、固精益肾等功效。适用于阴阳两虚型糖尿病等。

(6)枸杞子、黄精各20克，猪瘦肉250克，葱花、姜片、绍酒、淀粉、食盐、味精、胡椒粉各适量。枸杞子洗净，去杂；黄精润透，切薄片；猪肉洗净，切薄片后用淀粉挂浆。前6味同入砂锅内，加水1 500毫升，大火烧沸，改小火煮30分钟，加后3味拌匀即成。每日1剂，佐餐食用。有滋阴润肺、补中益气功效。适用于脾胃阴虚型糖尿病等。

(7)枸杞子20克，熟青笋丝50克，猪瘦肉丝100克，素油、绍酒、酱油、香油、食盐、味精各适量。枸杞子洗净，去杂备用。炒锅内入素油烧至六成热，同时下笋丝、肉丝煸炒，加绍酒、食盐和枸杞子，翻炒至肉熟，加诸作料调味即成。每日1剂，佐餐食用。有滋补肝肾、止渴降糖功效。适用于肝肾阴虚型糖尿病等。

(8)枸杞子50克，杜仲10克，鹌鹑1只，食盐适量。将鹌鹑宰杀，去毛及内脏，洗净，与洗净的枸杞子、杜仲同入砂锅，加水煮至肉熟烂，去药渣，加食盐调味即成。每日1剂，分2次食肉、喝汤，常食有益。有滋补肝肾、益精血、调补阴阳功效。适用于阴阳两虚型糖尿病。

(9)枸杞子15克，蚕茧9克，猪胰1具，食盐适量。前2味洗净，猪胰切片，同入砂锅，加水适量，煮至肉熟，加食盐调味即成。每日1剂，分2次服用，常食为宜。有滋补肝肾、降血糖功效。适用于肝肾阴虚型糖尿病。

(10)枸杞子30克，雏鸽3只，鸡汤1 000毫升，食盐、料酒、葱段、姜片、胡椒粉各适量。将雏鸽宰杀，开膛洗净，每只剁为4块，入沸水中汆透捞出，洗去血沫，放入蒸盆内，加料酒、葱段、姜片、洗净的枸杞子及鸡汤，上笼蒸约1小时，加食盐、胡椒粉即成。可佐餐食用，不拘量。有滋补肝肾、止渴降糖功效。适用于肝肾阴虚型糖尿病。

(11)枸杞子15克，天冬60克，粳米50克。3味洗净，共煮为粥即成。每日1剂，宜常服。有滋阴生津功效。适用于肝肾阴虚型糖尿病。

(12)枸杞子30克，桑螵蛸20克，高粱米100克。桑螵蛸洗净，加清水煮后取汁，再加水煮，共3次，合并汁液过滤，收药液约500毫升。将枸杞子、高粱米分别洗净，同入锅，加药液及适量水，按常法煮成粥即可。每日 1 剂，分 2 次食用，可连用 2～3 周。有健脾养胃、滋肾温阳、缩尿功效。适用于阴阳两虚型糖尿病。

(13)枸杞子 15 克，菜胆 100 克，猪肾 1 个，鸡汤 300 毫升，绍酒、食盐、姜片、葱花、素油、胡椒粉各适量。枸杞子洗净，去杂；菜胆洗净，切段；猪肾一切两半，除去白色臊腺，洗净，切成片。炒锅内入素油烧至六成热，放姜、葱爆香，加鸡汤煮沸，加猪肾、枸杞子、菜胆、绍酒煮熟，再加食盐、胡椒粉调味即成。每日 1 剂，佐餐食用。有滋阴补肾、止渴明目功效。适用于肝肾阴虚型糖尿病。

(14)枸杞子 15 克，桑白皮 12 克。2 味同煎汤。每日 2 剂，代茶频饮。有清热润肺、养阴生津功效。适用于肺胃燥热型糖尿病。

16. 何首乌方

何首乌性微温，味苦、涩，归肝、肾经，有滋补肝肾、益精养血、润肠通便、解毒截疟等功效。适用于血虚萎黄、眩晕、失眠、腰膝酸软，筋骨不健、肠燥便秘等。何首乌生用润肠、解疮毒；制何首乌补肝肾、益精血。临床上用其治疗高血压、动脉硬化、冠心病等的报道颇多。

(1)制何首乌 20 克，天花粉、生地黄各 18 克，山药 15 克，黄芪 12 克，五味子 6 克，大米 60 克。前 6 味药洗净，天花粉、五味子去杂，其余切片，同入砂锅，加水1 000毫升，大火烧沸，改小火炖 20 分钟后取汁，加大米煮成粥即可。每日 1 剂，分 2 次服用。有滋补肝肾、生津止渴功效。适用于肝肾阴虚型糖尿病。

(2)制何首乌、肉苁蓉、山药各 15 克，黄精 20 克，山楂 10 克。5 味共研为细末，水泛为丸即成。每日 2 次，每次服 6 克，30 日为 1 个疗程。有滋肾固本、补益肾精、活血通络等功效。适用于肾虚型糖尿病等。

(3)何首乌、黑芝麻各 10 克，大米 100 克。何首乌润透、切片，黑芝麻去杂、洗净，大米淘洗干净，3 味同入砂锅，加水适量，按常法煮成粥即可。每日 1 剂，分 1～2 次食用。有滋补肝肾、补益肾精、降糖降脂功效。适用于肝肾阴虚型糖尿病等。

(4)何首乌 100 克，鸭蛋 2 个。2 味洗净，加水同煮，蛋熟后剥去壳，再煮片刻即成。每日 1 剂，吃蛋、饮药汁。有滋阴壮阳、补益肝肾功效。适用于阴阳两虚型糖尿病。

17. 赤小豆方

赤小豆，又名赤豆、红豆等。其性平，味甘、酸，归心、小肠经，有健脾止泻、利水消肿、解毒排脓等功效。适用于湿热黄疸、水肿腹满、脚气水肿、消渴等。

(1)赤小豆 20 克，蘑菇、草菇各 30 克，冬瓜 1 000 克，上汤 50 毫升，淀粉、素油、食盐、香油各适量。前 3 味分别洗净，赤小豆加少许水煮熟，二菇一切两半备用；冬瓜去瓤、皮，整块入沸水中焯一下，沥尽水，将整块冬瓜放在蒸盆内，加煮熟的赤小豆及上汤，上笼蒸 35 分钟，取出待用。炒锅内入素油烧热，投入二菇略爆，加清水煮沸，入食盐、香油，淀粉勾芡，淋在冬瓜上即成。每日 1 剂，佐餐食用。有清热解毒、利水消肿功效。适用于湿热中阻型糖尿病。

(2)赤小豆、薏苡仁各 20 克，莲子、山药各 10 克，黑鱼 1

条，绍酒、葱花、姜片、食盐各适量。前4味洗净，莲子去心；黑鱼活杀，去内脏，洗净，放在盆内，加后4味调料腌渍30分钟。把前4味放入砂锅，加水800毫升，大火烧沸，改小火炖煮50分钟，下入黑鱼，再煮25分钟即成。每日1剂，分2次食用。有健脾胃、除湿消肿功效。适用于脾胃虚弱型糖尿病等。

(3)赤小豆30克，天花粉15克，鲤鱼1条，素油、葱花、姜片、料酒、食盐、味精各适量。前2味洗净，赤小豆入砂锅，加水用中火煮30分钟；天花粉烘干，研成极细末；鲤鱼活杀，去鳞、鳃及内脏，洗净，切成3段，放入已烧热的油锅中煸透，加葱、姜、料酒出香后，移入已煮赤小豆的砂锅中，用小火炖煮30分钟，待鱼熟豆酥烂时，调入天花粉拌匀，再煮沸，加后2味即成。每日1剂，佐餐当汤，随意服食，当天吃完。有健脾益胃、除湿消肿、降血糖功效。适用于脾肾不足型糖尿病等。

(4)赤小豆250克，草果1个，青头鸭1只，葱花、食盐各适量。活杀鸭，去毛及内脏，洗净；将洗净的赤小豆及草果放入鸭腹内，入砂锅加水适量，大火烧沸，改小火炖至鸭肉熟烂时，加葱、食盐调味即成。每周2剂，每日2次，佐餐食用或空腹吃鸭肉。有健脾益胃、燥湿利浊功效。适用于脾胃虚弱、湿滞中阻型糖尿病等。

18. 白扁豆方

白扁豆，为豆科一年生缠绕草本植物扁豆的白色种子。其性平，味甘，归脾、肾经，有健脾和中、消暑化湿功效。《本草纲目》曰，白扁豆“止泄痢、消暑、暖脾胃、除湿热、止消渴”。经常食用白扁豆，有利于胰岛素正常分泌。

(1)白扁豆、芡实、薏苡仁、益智仁各30克，公鸡1只，食盐适量。前4味洗净待用；公鸡宰杀后去毛、内脏，洗净，剁成块。5味同入砂锅，加水煮沸，小火煮至肉烂，加食盐调味即成。每2日1剂，每日1～2次，吃肉、喝汤。有补脾益肾功效。适用于脾肾亏损型糖尿病。

(2)白扁豆30克，白菜、鸭肉各100克，绍酒、葱段、姜片、食盐、酱油各适量。前3味分别洗净，白菜切段；鸭肉切块，放入碗内，加食盐、绍酒、酱油拌匀，腌渍30分钟。把白扁豆放砂锅内，加水1000毫升，放入鸭肉、白菜及葱、姜，大火烧沸，改小火炖煮1小时即成。每日1剂，分2次佐餐食用，每次吃鸭肉50克，随意吃白扁豆、白菜，喝汤。有滋肾利水、补脾益气功效。适用于脾胃虚弱型糖尿病等。

(3)白扁豆60克，粳米120克。2味洗净，入砂锅，加适量水，按常法煮成粥即可。每日1剂，分早晚2次服用。有健脾养胃、清热止泻功效。适用于脾胃虚弱型糖尿病。

(4)白扁豆、木耳各等量。2味晒干，研成末，装瓶备成。每日2次，每次8克，白开水冲服。有健脾补肾、清热祛湿功效。适用于脾肾不足型糖尿病。

19. 茶叶方

茶叶性凉，味甘、苦，有清热解毒、消食解腻、清心明目、提神益智、利尿降压、去脂减肥、降糖抗癌等功效。适用于目疾、痢疾、肥胖、糖尿病、高脂血症、高血压、冠心病等。

(1)绿茶6克，生姜2片，食盐4～5克。3味共煎汤400毫升即成。每日1剂，分次饮用。有清热润燥功效。适用于肺胃燥热型糖尿病，症见口渴、烦躁及多尿等。

(2)茶叶5克，丝瓜200克，食盐适量。丝瓜洗净，切片，用盐水煮熟，与冲泡的茶叶混合即成。每日1剂，分2～3次饮服。有清热利水、通脉降糖功效。适用于湿热中阻型糖尿病。

(3)红茶2～3克，糯米50～100克。糯米洗净，加水按常法煮粥，将成时，加红茶稍煮即成。每日1剂，分2次温服。有滋阴降糖功效。适用于阴虚内热型糖尿病。

(4)绿茶0.5～1克，玉米须50克。玉米须加水适量，煮沸5分钟后，加入绿茶即成。每日1剂，分3次饮服。有清热、利湿、降糖功效。适用于湿热中阻型糖尿病，症见尿浊如膏。

(5)绿茶5～10克，活鲫鱼1条。鲫鱼宰杀，去鳞、肠杂，洗净；绿茶放入鱼腹内，上锅蒸熟即成。每日1剂，不加食盐食用。有健脾祛湿、清热利尿功效。适用于湿热中阻型糖尿病等。

(6)老宋茶10克，沸水冲泡即可。每日1剂，饮用，冲淡为止。有降糖、生津、止渴功效。适用于一般糖尿病。

(7)烘青颗粒绿茶3克，沸水冲泡，闷5分钟即成。每日1剂，饮用，冲淡为止。有降糖、生津、止渴功效。适用于一般糖尿病。

(8)未加工粗茶10克，凉开水浸泡5小时即成。每日1剂，饮用，冲淡为止。有降糖、生津止渴功效。适用于一般糖尿病。

20. 粟米方

粟米，又称小米，性微寒，味甘、咸，归胃、肾经，有健脾胃、养肾气、清虚热、利小便功效。适用于脾胃虚热、反胃呕吐、消渴、泄泻等。

(1)粟米100克，新鲜白萝卜200克，天花粉10克，葛根粉30克。前3味洗净，天花粉晒干或烘干，研成细末，与葛根粉混匀备用。粟米入砂锅，加水适量，大火煮沸后，加入去皮切小块的萝卜，改用小火煨煮30分钟，入混匀的两粉细末拌匀，再煨煮10分钟即成。每日1剂，分早晚2次服用。有健脾和血、消食化积、止渴降糖功效。适用于脾胃虚弱型糖尿病等。

(2)陈粟米100克，胡萝卜150克，鲍鱼肉60克，葱花、姜末、料酒、食盐、味精各适量。前3味分别洗净；胡萝卜切成小粒；鲍鱼肉剁成糜糊，加葱、姜、料酒同入碗内拌匀。粟米入砂锅，加水适量，大火煮沸，改小火煨煮30分钟，调入胡萝卜小粒、鲍鱼糜糊，继续煨煮至粟米熟烂，加后2味调匀即成。每日1剂，分早晚2次食用。有滋阴补肾、降血糖功效。适用于肾阴虚型糖尿病。

(3)粟米60克，南瓜250克，麦麸50克。前2味洗净，南瓜切成小方块，加水适量，煮至六成熟时，加粟米，煮沸后入麦麸充分搅匀，煮至粟米熟烂即成。每日1剂，分早晚2次服食。有健脾补肾、滋阴止渴、降血糖功效。适用于脾肾气虚型糖尿病等。

(4)粟米100克，山药9克，黄芪12克。3味分别洗净，后2味切片。3味同入砂锅，加水适量，大火烧沸，改小火煮

40分钟即成。每日1剂，当早餐食用。有健脾胃、补气血、止消渴功效。适用于脾胃虚弱型糖尿病等。

(5)粟米100克，地黄花适量。地黄花阴干，捣碎为末备用。粟米按常法煮粥，粥将熟时入地黄花末搅匀，再煮沸即成。每日1剂，分早晚2次服食。有清热除烦、滋阴止渴功效。适用于肾阴虚型糖尿病患者。

21. 南瓜方

南瓜，又名倭瓜、饭瓜等，为葫芦科一年生蔓茎草本植物南瓜的果实。其性温，味甘，归脾、胃经，有补中益气、消炎止痛、清热润燥、健脾止渴、降血糖、解毒杀虫功效。南瓜含有丰富的钴(每千克南瓜含钴量高达126毫克，居各类粮食、蔬菜之冠)，钴是胰岛细胞维持正常功能所必需的微量元素，能增加胰岛素的释放，促使糖尿病患者胰岛素分泌趋向正常化，从而使血糖降低。

(1)南瓜1个，净猪肉细末100克，水发香菇15克，熟火腿、虾米各10克，鸡汤100毫升，葱花、姜末、酱油、白糖、干淀粉、水淀粉、素油、食盐、味精各适量。将南瓜洗净，用刀剖开，去瓤及子，内撒一层干淀粉；香菇、火腿、虾米切成细末，与猪肉同放入碗内，加葱、姜、食盐、糖、酱油拌匀成馅，将馅装入南瓜内，上涂水淀粉抹平。炒锅内入素油烧热，下南瓜，炸至皮皱时捞起，将南瓜填馅的一面装入碗内，上笼蒸熟取出，在南瓜上雕斜十字花纹，反扣在大汤碗里；将汤汁倒入锅中，加鸡汤、食盐、酱油、味精混匀煮沸，用水淀粉勾薄芡，淋上熟素油，浇在南瓜上即成。隔日1剂，每日佐餐食用2次。有益气固肾、养血润燥、降糖降脂功效。适用于脾肾不足型糖尿病。

(2)南瓜子粉、猪胰粉各30克，银耳20克，山药粉12克，鸡汤300毫升，素油、葱花、食盐、胡椒粉各适量。将银耳发透，去根蒂，撕成瓣状。炒锅入素油烧至六成热时，入葱煸香，下鸡汤、银耳，煮30分钟后，加3粉，煮沸后入后2味调味即成。每日1剂，单食。有润肺健脾、生津止渴功效。适用于肺胃燥热和脾胃虚弱型糖尿病。

(3)南瓜、糯米粉各100克，赤小豆250克，白糖、糖桂花、素油各适量。南瓜去皮去子，洗净，切成小块入锅，加水适量煮至极烂，去渣取汁，与糯米粉揉匀、擀平，切成小块备用；赤小豆洗净，去杂，入锅加水煮烂，去皮取沙，沥水制成豆沙。炒锅内入素油烧热后，倒入豆沙、白糖及糖桂花，制成豆沙馅。用南瓜糯米粉小块包豆沙汤团，下沸水锅煮熟，出锅装碗即成。每日1剂，分2次食用。有清热利湿、补中益气、降糖降压、降脂润肤功效。适用于湿热中阻型糖尿病等。

(4)南瓜200克，牛肉100克，山药10克，上汤1000毫升，姜片、葱段、绍酒、食盐、素油各适量。前2味洗净，切块；山药去皮，洗净，切片。素油入炒锅，烧热后入葱、姜煸香，放牛肉、绍酒炒至变色，再入南瓜、山药和上汤，大火浇沸，改小火炖至牛肉熟烂，加食盐调味即成。每日1剂，分2次佐餐食用。有生津止渴、补中益气功效。适用于脾胃虚弱型糖尿病。

(5)南瓜200克，猪肝50克，鸡蛋1个，葱花、姜丝、食盐、酱油、淀粉各适量。南瓜洗净，去瓤，切块；猪肝洗净，切片入碗，加葱、姜、食盐、酱油腌渍15分钟，打入鸡蛋、淀粉，加水适量调匀，备用。南瓜入锅，加水1 000毫升，大火烧沸，改小火炖20分钟，再用大火烧沸，下猪肝，煮至熟透即成。每日1剂，佐餐食用。有补肝肾、降血糖功效。适用于肝肾阴虚型糖尿病。

(6)南瓜200克，薏苡仁20克，大米50克。3味分别洗净，南瓜切成细粒，同入锅内，加水适量，按常法做成米饭即可。每日1剂，分2次当主食食用。有益气健脾、利湿和胃功效。适用于脾胃虚弱型糖尿病等。

(7)老南瓜100克，绿豆50克，食盐适量。2味分别洗净，南瓜去皮、瓤，切成块。绿豆和食盐拌匀后稍腌片刻，入砂锅，加水适量，大火烧沸15分钟，再加南瓜及适量水，小火煮至绿豆开花即成。每日1剂，分1～2次喝汤食瓜、豆。有清热润燥、生津止渴功效。适用于肺胃燥热型糖尿病等。

(8)南瓜200克，山药10克，素油、葱花、姜片、食盐各适量。前2味分别洗净，切小块。素油入锅，烧热后入葱、姜煸香，放前2味，加水适量，大火浇沸，改小火炖至2味熟烂，加食盐调味即成。每日1剂，佐餐食用或以瓜当饭。有降血糖、益气血功效。适用于肺脾气阴两虚型糖尿病等。

(9)南瓜250克，田鸡90克，素油、大蒜片、食盐、味精各适量。前2味洗净，南瓜去皮并切块，田鸡去皮及内脏。素油入炒锅，烧热后下蒜片煸香，放田鸡、南瓜炒熟，加水适量，小火煮30分钟，加后2味拌匀即成。每日1剂，佐餐随量食用。有补气阴、降血糖功效。适用于肺脾气阴两虚型糖尿病等。

(10)青嫩南瓜500克，素油、食盐、味精各适量。南瓜洗净，切片，入油锅按常法炒南瓜至熟，加后2味调味即成。每日1剂，佐餐当菜食之，可经常食用。有补中益气、促进胰岛素分泌的作用。适用于轻度糖尿病。

(11)南瓜100克，天冬15克。将南瓜洗净，切块；天冬洗净后一切三片。2味入砂锅，加水600毫升，大火烧沸，改小火炖至南瓜熟烂即成。每日1剂，当主食或菜肴食用南瓜。有滋阴补血、清热润燥功效。适用于肾阴虚型糖尿病。

(12)南瓜500克。将南瓜切块、蒸熟，经常适量食用；或用南瓜干粉30克，分早晚2次服食，可连服3个月以上。有补中益气功效。适用于轻型糖尿病。

22. 藕方

藕，又称莲藕。生藕性寒；熟藕性温，味甘，归心、脾、胃经。生藕有清热、凉血、散瘀功效；熟藕则有健脾、开胃、养血功效。

(1)鲜藕200克，猪瘦肉50克，山药10克，砂仁6克，鸡蛋1个，素油、淀粉、姜片、葱花、食盐、酱油各适量。前3味分别洗净，鲜藕与山药去皮切丝；砂仁去壳、烘干，研成粉；猪肉切丝，与后5味调料同入碗内，打入鸡蛋及适量水，拌成稠糊状。素油入炒锅，加热后投入肉丝炒至变色，加藕丝、山药丝及砂仁粉炒熟即成。每日1剂，佐餐食之。有健脾胃、清肺热功效。适用于肺胃燥热和脾胃虚弱型糖尿病。

(2)鲜藕250克，枸杞子15克，麦冬、天冬各10克，葱花、姜片、食盐、鸡油、味精各适量。前4味分别洗净，藕去皮后切薄片，麦冬润透，天冬顺切薄片。4味同入砂锅，加水1 500毫升及葱、姜，大火烧沸，改小火炖30分钟，加后3味调料即成。每日1剂，既可单食，也可佐餐。有养阴润肺、益胃生津功效。适用于脾胃阴虚型糖尿病。

(3)鲜藕250克,莲子、百合各20克,食盐、味精、鸡油各适量。前3味分别洗净,藕去皮后切薄片,莲子去心。3味同入砂锅,加水1 500毫升,大火烧沸,改小火炖40分钟,加后3味调料即成。有清心润肺、止渴安神、降血糖功效。适用于心胃火盛型糖尿病。

(4)鲜藕200克,胡萝卜50克,玉竹20克,素油、姜汁、食盐、胡椒粉各适量。前3味分别洗净,藕、胡萝卜去皮后切薄片,玉竹切段。炒锅内入素油,烧热后加前3味炒至熟,入后3味调料拌匀即成。每日1剂,佐餐食用。有养阴润燥、生津止渴功效。适用于肺胃燥热型糖尿病。

(5)鲜藕500克,甘草6克。2味分别洗净,藕切成细末,用白布绞取汁液;甘草入锅,加水200毫升,煎煮20分钟取汁。2味汁液混匀即成。每日1剂,分3次饮服。有清胃润肺、生津凉血功效。适用于肺胃燥热型糖尿病。

23. 洋葱方

洋葱,又名玉葱、葱头、洋葱头,原产于亚洲西部伊朗,后传入中国,故称"洋葱"。其性平,味甘、辛,有清热化痰、解毒杀虫功效。

(1)洋葱末100克,鲜蘑菇350克,猪肉末250克,黄油100克,番茄沙司90克,红葡萄酒适量。鲜蘑菇洗净,切成块,放入炒锅中,加黄油烧热,下洋葱末炒至浅黄色时,投入肉末烧透,加入番茄沙司、红葡萄酒炒热,放入焗炉中焗至蘑菇呈金黄色即成。每日1剂,佐餐食用。有补气养血、滋阴润燥、降血糖功效。适用于肺脾气阴两虚型糖尿病。

(2)洋葱 350 克,面粉 500 克,猪瘦肉末 250 克,花椒、八角茴香、姜末、食盐、香油、酱油、味精各适量。将花椒、八角茴香泡于适量水中,分 3 次搅于肉末内,待搅至浓稠时,入酱油、姜末、食盐、香油调匀,再将切碎的洋葱拌入肉馅内备用。将 150 克面粉用沸水搅烫揉匀;另将 350 克面粉用清水和制,上案与烫面团揉好,搓成长条,切成 50 个剂子,按扁后擀成圆皮,将馅心抹在圆皮上,包挤成月牙形,放入笼内,用大火蒸 10 分钟即成。当点心或主食用。有滋阴润燥、补肾养血、降糖降脂功效。适用于肾阴虚型糖尿病等。

(3)洋葱 150 克,天花粉 10 克,粟米 100 克,食盐适量。洋葱洗净,切成细丝,用食盐腌渍 15 分钟待用;天花粉洗净后晒干或烘干,研成细末。粟米洗净,入砂锅加水适量,大火烧沸,改小火煨煮 30 分钟,调入天花粉细末,再煮 20 分钟,加洋葱丝,大火煮至粟米酥烂即成。每日 1 剂,分 2 次服食。有清热解毒、降糖降脂功效。适用于肺胃燥热型糖尿病等。

(4)洋葱 200 克,生地黄 50 克,新鲜牛奶 250 毫升。先将前 2 味分别洗净,切碎捣烂,同入家用榨汁机中,快速榨取汁,盛入大碗中;再将牛奶入锅,小火煮至将沸时,兑入前 2 味汁液,充分混匀,再煮沸即可。每日 1 剂,分早晚 2 次饮用。有清热生津、滋阴降压、降血糖功效。适用于肝肾阴虚型糖尿病等。

(5)洋葱 350 克,鲜蚌肉 300 克,大蒜片、姜丝、料酒、素油、食盐、味精各适量。前 2 味分别洗净,切片,放沸水锅中焯一下,沥水。素油入炒锅,烧热后入蒜片、姜丝煸炒出香,加蚌肉片、料酒、食盐炒入味,再加洋葱、味精炒入味即成。

每日1剂，佐餐随意食用。有清热化痰、滋阴养血功效。适用于肾阴虚型糖尿病等。

(6)洋葱150克，兔肉100克，黄酒、食盐、味精、酱油、素油、红糖、葱末、姜丝、淀粉各适量。先将前2味分别洗净，切成细丝，兔肉用湿淀粉抓芡。素油入炒锅，烧热后入葱、姜煸香，再入兔肉丝、黄酒炒至九成熟，加洋葱丝同炒片刻，加其余作料炒匀即成。每日1剂，佐餐随量食用。有降压、降脂、益气生津功效。适用于脾胃虚弱型糖尿病等。

(7)洋葱150克，牛肉100克，素油、料酒、葱末、姜丝、淀粉、食盐、酱油、味精各适量。前2味分别洗净，切成细丝；牛肉丝用湿淀粉抓芡。素油入炒锅，烧热后入葱、姜煸香，入牛肉丝、料酒，煸炒至九成熟，加洋葱丝同炒片刻，加后3味调味炒匀即成。每日1剂，佐餐随量食用。有降糖降脂、化痰降压、益气增力功效。适用于脾胃虚弱型糖尿病等。

(8)洋葱3个，香干3块，素油、食盐、酱油、香油、味精各适量。前2味分别洗净，切细丝，洋葱用食盐腌10分钟。素油入炒锅，烧热后入洋葱丝翻炒，再入香干丝、酱油、味精煸炒片刻，淋入香油即成。每日1剂，佐餐随量食用。有生津止渴、健胃宽胸、行气降糖功效。适用于一般糖尿病伴冠心病、高脂血症者。

(9)洋葱300克，食盐、辣椒油、花椒末、味精、香油各适量。洋葱洗净，去皮，切成片状，入沸水中焯一下，捞出沥干水分，放凉备用；另取一碗用沸水烫后，加后5味作料拌匀，入焯后的洋葱片混匀即成。每日1剂，可随意佐餐食用。有活血解毒、化痰降脂、行气降糖功效。适用于一般糖尿病伴高血脂等。

24. 白萝卜方

白萝卜为十字花科植物莱菔的新鲜根茎。其性凉，味甘、辛，归肺、胃经，有宽胸降气、除燥生津、利尿解渴、除脂化痰、消食解毒功效。适用于消渴、呕血、衄血、食积胀满、燥热痰嗽等。已有研究证明，萝卜所含香豆酸等活性成分有降血糖、降胆固醇作用。

(1)白萝卜250克，猪胰100克，天花粉30克，白芷1克，香油、葱花、姜片、食盐、酱油、味精、料酒各适量。将前2味分别洗净，切块；天花粉洗净，加水煎煮取汁液200毫升，备用。炒锅内加香油烧至六成热，放葱、姜煸香，加天花粉药液、食盐、酱油、料酒和适量水，煮开后加猪胰、白萝卜、白芷，炖煮至熟烂，加味精调味即成。每日1剂，佐餐食肉、萝卜并喝汤。有温补脾肾、生津降糖功效。适用于各型糖尿病，对肾阳虚型者尤佳。

(2)白萝卜、胡萝卜、猪瘦肉各100克，山药20克，姜片、葱段、食盐各适量。前4味洗净切小块，同入砂锅，加水1 000毫升，入葱、姜大火煮沸，改小火炖煮30分钟，加食盐调味即成。每日1剂，分1～2次佐餐食用。有健脾胃、清热功效。适用于肺胃燥热型糖尿病等。

(3)白萝卜100克，莲子、薏苡仁各15克，大米50克。萝卜洗净，切块，后3味洗净，共入砂锅，加水适量，按常法煮成粥即可。每日1剂，早餐食用。有除湿健脾、降糖止渴功效。适用于湿热中阻型糖尿病等。

(4)白萝卜250克，鲜山药、绿豆各150克，梨1个。4味洗净，萝卜切丝，山药去皮后切丝，梨去核后切片，同入砂锅，加水适量煮熟即成。每日1次，分次食用。有健脾益肾、解毒利尿功效。适用于脾肾不足型糖尿病。

(5)新鲜白萝卜250克，紫菜15克，陈皮2片，食盐适量。萝卜洗净、切丝，紫菜、陈皮剪碎，同入砂锅，加水适量煎煮30分钟，加食盐调味即成。每日1剂，可佐餐随意服食。有补血降糖、化痰祛脂、健脾和血功效。适用于脾胃虚弱型糖尿病等。

(6)白萝卜250克，海蜇皮30克，紫皮大蒜2个，食盐、葱花、姜末、香油各适量。萝卜洗净，连皮切成细丝，放入大碗，加食盐腌渍片刻，滤去汁水，码入盘内；海蜇浸泡片刻后洗净，切细丝，放入盘内；大蒜去皮，洗净，切碎，剁成泥，铺于两丝上面，入后4味调料拌匀即成。可佐餐随意食用。有补虚降糖、生津止渴、清热解毒功效。适用于肠胃结热型糖尿病等。

(7)白萝卜200克，羊肾2个，上汤800毫升，素油、绍酒、葱花、姜片、食盐各适量。萝卜洗净，切块；羊肾洗净后一切两半，去白色臊膜，切片。素油入炒锅，加热后下葱、姜煸香，加上汤烧沸，下萝卜煮25分钟，加羊肾、绍酒及食盐，烧沸3分钟即成。每日1剂，随意吃羊肾、喝汤。有补肝肾、止烦渴、补气血功效。适用于肾阴虚型糖尿病等。

(8)白萝卜200克，猪肺100克，砂仁6克，姜片、葱花、绍酒、食盐各适量。前2味分别洗净，切块；砂仁烘干后研成细粉。3味同入砂锅，加水1 000毫升及诸味调料，大火煮沸，改小火炖煮45分钟即成。每日1剂，分1～2次食用。有健脾胃、清肺热功效。适用于肺胃燥热型糖尿病等。

(9)白萝卜250克，香菜100克，香油、食盐、味精各适量。萝卜洗净，去皮，切片；香菜洗净，切段。香油入锅烧热，下萝卜片，炒透后加香菜、食盐炒熟，加味精调味即成。每日1剂，佐餐食用。有降血脂、降血压、理气化痰功效。适用于一般糖尿病等。

25. 胡萝卜方

胡萝卜，又名红萝卜、丁香萝卜、黄萝卜等，属于伞形科植物。其性平，味甘，归肺、脾经，有补中行气、消食导滞、健脾益胃等功效。适用于脾胃虚弱、纳呆、麻疹等。现代医学研究发现，它有降血糖、降血压作用。

(1)胡萝卜、水发腐竹各80克，冬笋片、干竹笋、水发香菇各50克，熟面筋40克，水发发菜120克，香油、葱花、姜末、鲜汤、料酒、食盐、胡椒粉、味精各适量。胡萝卜洗净，去皮，切块；水发腐竹洗净，切段；干竹笋入沸水锅内快速氽透，捞出沥干；香菇去蒂，切片；熟面筋平切成小块；水发发菜洗净后缠绕成球形。香油入锅烧热，下葱、姜煸香，倒入鲜汤烧沸，下前6味及诸味调料，炒匀，略烧至沸，放入发菜球，再煮沸即成。每日1剂，佐餐食用。有补益脾胃、降血糖功效。适用于脾胃虚弱型糖尿病等。

(2)胡萝卜块(去皮)100克，鸡肉块50克，冬菇20克，木耳、银耳各10克，鸡汤300毫升，素油、葱花、姜片、鸡汤、绍酒、食盐、酱油各适量。冬菇发透，一切两半；双耳发透，去根蒂，撕成条状。锅内入素油烧热，放鸡肉滑透捞起，再放葱、姜煸香，投入胡萝卜、双耳及冬菇略炒，加入滑过的鸡肉及后4味，用小火煲至汤稠即成。每日1剂，佐餐食用。有滋阴润肺、补益气血功效。适用于肺脾气阴两虚型糖尿病等。

(3)鲜胡萝卜250克，鲜草菇100克，鸡脯肉60克，冬笋50克，鸡蛋2个，料酒、食盐、鲜汤、面粉、淀粉、香油各适量。胡萝卜、冬笋去皮，洗净，切丝；草菇去蒂，洗净，切厚片，入沸水锅内氽透，捞出沥干水；鸡肉去筋，洗净后剁成肉末，放入碗内，加蛋清、食盐、淀粉及适量水，搅匀成馅；草菇片铺于盆内，撒上面粉，抹上搅匀的鸡脯肉馅，再撒上胡萝卜丝、笋丝后压实，上笼蒸透取出，放入汤锅中，加鲜汤、料酒，大火烧沸后，改小火煨入味，捞出草菇片，放入盘中，把汤锅中的汤汁收浓，用淀粉勾芡，淋上香油，浇在草菇片上即成。每日1剂，佐餐食用。有健脾和胃、降血糖、降血脂功效。适用于脾胃虚弱型糖尿病等。

(4)胡萝卜100克，山药20克，鸡腿2个，上汤300毫升，素油、葱段、姜片、绍酒、白糖、食盐、味精各适量。前2味洗净，去皮，切小块；鸡腿洗净，切块。素油入炒锅烧至六成热，入葱、姜煸香，下鸡腿、绍酒翻炒变色，加胡萝卜、山药、上汤、白糖、食盐，烧熟时加味精调味即成。每日1剂，佐餐食用。有补脾胃、益气血功效。适用于脾胃虚弱型糖尿病等。

(5)胡萝卜60克，鲜蚌肉90克，枸杞子30克，料酒、食盐各适量。胡萝卜洗净，切片，与蚌肉同入砂锅，加水适量，小火炖1小时，入枸杞子煮沸后加料酒、食盐调味即成。每日1剂，佐餐食用，常服之。有滋阴明目、益肾生津功效。适用于肝肾阴虚型糖尿病。

(6)胡萝卜150克，鲍鱼肉60克，陈粟米100克，料酒、葱花、姜末、食盐、味精各适量。胡萝卜洗净，切成小细粒；

鲍鱼肉洗净，剁成糜糊，盛入碗中，加葱、姜、料酒拌匀待用。粟米洗净入砂锅，加水适量，大火煮沸，改用小火煨煮30分钟，调入鲍鱼糜糊及胡萝卜小粒拌匀，继续用小火煨煮至粟米酥烂、鲍鱼熟烂时，加后2味调匀即成。每日1剂，分早晚2次服用。有滋阴补肾、降血糖功效。适用于肾阴虚型糖尿病伴视网膜炎等。

(7)胡萝卜250克，猪瘦肉100克，南沙参25克，姜片、葱花、食盐、绍酒各适量。前3味分别洗净，胡萝卜去皮并切块，猪肉切块，沙参切段。各味同入砂锅，加水1 000毫升，大火烧沸，改小火炖煮1小时即成。每日1剂，分2次佐餐食用。有养阴生津、益脾和胃功效。适用于脾胃虚弱型糖尿病等。

(8)胡萝卜、鲜山药各250克，食盐、味精、鸡油各适量。前2味去皮切块，同入砂锅内，加水1 500毫升，大火烧沸，改小火炖煮35分钟，加后3味调料拌匀即成。每日1剂，佐餐食用。有健脾养胃、固肾益精、美容功效。适用于脾胃虚弱型糖尿病等。

(9)新鲜胡萝卜120克，粳米100克。将胡萝卜洗净，切丁，与洗净之粳米同入砂锅，加水适量，按常法煮成粥即可。每日1剂，分早晚2次服用。有健脾化滞、软化血管、降糖降脂功效。适用于脾虚湿滞型糖尿病等。

26. 苦瓜方

苦瓜，又名凉瓜，性寒，味苦，归心、肝、脾三经，有清心明目、益气解热、补肾壮腰、降血糖功效。

(1)苦瓜100克，猪瘦肉50克，山药、枸杞子各10克，鸡汤300毫升，葱段、姜片、食盐、酱油、素油、味精各适量。前4味分别洗净，苦瓜(去瓤)、猪肉切块，山药切片。素油入炒锅烧热，入猪肉炒变色，加苦瓜、山药、枸杞子、鸡汤及诸味调料，小火煮至汤浓即成。每日1剂，佐餐食用。有补益脾肺、生津止渴功效。适用于肺脾气阴两虚型糖尿病等。

(2)鲜苦瓜500克，猪瘦肉150克，大蒜、淀粉各50克，鸡蛋清30克，海米、香菇、面粉各25克，素油、食盐、酱油、胡椒粉、香油各适量。将苦瓜切为两段，挖出瓜瓤，再切成小段，入沸水内汆透，用凉水冲洗后沥干；猪肉洗净，切成末；大蒜剥皮，掰成瓣；海米洗净，切末；香菇泡发，去蒂，切末。将猪肉、海米、香菇与蛋清、面粉、淀粉共制成馅，装到苦瓜段内，两头用淀粉封住，入油锅中炸至淡黄色捞出，放入大碗，加入已炸好的大蒜瓣、酱油，上笼蒸熟，取出入后2味即成。分次佐餐食之，常服有益。有清热利湿、祛暑明目功效。适用于湿热中阻型糖尿病等。

(3)苦瓜250克，海米75克，豆豉50克，香菜25克，蒜泥、食盐、醋、花椒油、味精各适量。将苦瓜剖开，去子，洗净，切成细丝，用沸水汆透；海米用温水浸泡后剁成细末，香菜洗净。将海米、苦瓜放入锅内，用豆豉拌匀，放入其余各味及少量开水，煮沸拌匀即成。每日1剂，佐餐食用。有降血糖、降血脂、降血压、补肾壮阳、益气解热功效。适用于肾阳不足型糖尿病等。

(4)嫩苦瓜300克，猪瘦肉100克，青椒3个，素油、食盐、味精各适量。前3味分别洗净，切丝。炒锅内入素油，先炒热肉丝，再放苦瓜、青椒丝共炒熟，加后2味拌匀即成。每日1剂，佐餐食用，夏天可常服。有清热解毒、滋阴生津止渴功效。适用于夏天糖尿病患者食欲缺乏、烦躁头痛等。

(5)苦瓜300克，猪瘦肉丝60克，香菜末25克，葱花、姜片、素油、料酒、食盐、味精各适量。苦瓜去子，洗净，切丝。素油入炒锅，入姜、葱煸香，加猪肉、苦瓜及料酒，大火炒至肉烂熟，入香菜末、食盐、味精拌匀即成。每日1剂，佐餐食用。有养阴清热、降血糖功效。适用于肺胃燥热型糖尿病等。

(6)鲜苦瓜250克，猪瘦肉50克，枸杞子30克，姜片、食盐、味精各适量。前3味分别洗净，苦瓜去子、切片，猪肉切丁。砂锅内加水适量，放入姜片、肉丁煮汤，肉熟后，加枸杞子烧沸，后加苦瓜片再烧沸，再加后2味拌匀即成。每日1剂，佐餐食用。有滋补肝肾、清热解毒功效。适用于肝肾阴虚型糖尿病等。

(7)苦瓜、牛蛙各100克，鲜荷叶半张，姜片、葱段、绍酒、食盐、胡椒粉各适量。前3味分别洗净，苦瓜去瓤，切块；牛蛙去皮、爪及内脏，切4大块，入碗内，加葱、姜、食盐、绍酒及胡椒粉腌渍30分钟；鲜荷叶切成8大块。锅内加前3味及清水800毫升，大火煮沸，用小火炖煮30分钟，去荷叶即成。每日1剂，分1～2次佐餐食用。有清热解毒、生津止渴功效。适用于肺胃燥热型糖尿病。

(8)新鲜嫩苦瓜350克，蚌肉150克，香菜25克，素油、葱花、姜末、食盐、味精各适量。前3味分别洗净，苦瓜去瓤后切片，蚌肉切小块，香菜切末。素油入炒锅烧热，入葱、姜煸香，放苦瓜片、蚌肉炒3～5分钟，加水适量，烧沸10分钟后，加食盐、味精及香菜末即成。每日1剂，佐餐食用，吃肉、菜并喝汤。有滋阴养血、清热解毒、降糖降脂功效。适用于肝肾阴虚型糖尿病等。

(9)嫩苦瓜150克,鲜山药、豆腐各100克,素油、葱花、姜片、食盐各适量。前2味分别洗净,苦瓜(去瓤)、山药(去皮)切片,豆腐切块。炒锅内入素油,烧热后先下山药炒,再入苦瓜炒,最后加豆腐炒熟,加后3味调味即成。每日1剂,佐餐食用。有补脾益气、清热生津、降血糖功效。适用于脾胃虚弱型糖尿病。

(10)苦瓜片300克,粳米、冰糖各50克。粳米洗净,与苦瓜片同入砂锅,加适量水,按常法煮粥,将成时入冰糖再煮沸即成。每日1剂,分早晚2次服食。有清暑解热、益气降糖功效。适用于一般糖尿病患者经常服用。

(11)鲜苦瓜1个,胡萝卜1个,素油、葱花、姜末、食盐、味精各适量。前2味分别去瓤、去皮后洗净,切片,同入已烧热的油锅中急火快炒,加作料调味即成。每日1剂,佐餐适量食用,可连食数月。有清心明目、安神降糖功效。适用于心胃火盛型糖尿病。

(12)苦瓜250克,文蛤500克,生姜汁、黄酒、食盐、大蒜泥、香油各适量。前2味分别洗净,苦瓜去瓤,入沸水锅中焯透后切片待用;文蛤入锅中煮至开口,捞出去壳及内脏后,下油锅炸,加生姜汁、黄酒、食盐拌匀。将苦瓜片铺在锅底,蛤肉放在上面,加蒜泥及适量水,炖至蛤肉熟透入味,淋上香油即成。每日1剂,可佐餐随量食用。有清心明目、健脑益智功效。适用于糖尿病伴高血压、动脉粥样硬化、眩晕等。

(13)苦瓜、鲜马兰头各250克,白糖、香醋、食盐、胡椒粉、味精各适量。苦瓜洗净,去瓤,切薄片,用盐腌渍片刻后去汁水;马兰头择洗干净,入沸水锅中烫一下,捞出码齐后均匀放入盘中，再将苦瓜片放在马兰头上，另将5味调料拌匀的汁液淋在盘内，拌匀即成。每日1剂，佐餐随量食用。有清热化湿、促进食欲功效。适用于湿热中阻型糖尿病等。

(14)苦瓜300克，鸡脯肉250克，素油、黄酒、食盐、淀粉各适量。苦瓜去瓤，洗净，切薄片；鸡脯肉切片，用食盐、黄酒、淀粉拌匀。炒锅内放素油烧热，先下苦瓜急炒至快熟时搁锅边，随即下鸡脯肉炒至熟，与苦瓜拌匀即成。每日1剂，可佐餐随量服食。有清热解毒、补脾开胃功效。适用于脾胃虚弱型糖尿病等。

(15)苦瓜片、粟米各100克，冰糖适量。将粟米淘洗干净，与苦瓜共煮粥，将成时加冰糖溶化，拌匀即成。每日1剂，分早晚2次食用。有清热解暑、养阴生津、降血糖功效。适用于肠胃燥热型糖尿病等。

(16)苦瓜250克，鸡翅1对，食盐、绍酒各适量。苦瓜洗净，去子，切片；鸡翅洗净。将锅烧热，放入鸡翅炒至九成熟时，入苦瓜、食盐、绍酒炒熟即成。每日1剂，佐餐食用。有清热解毒、止渴降糖功效。适用于各型糖尿病。

(17)鲜苦瓜1个，茶叶50克。将苦瓜截断、去瓤，纳入茶叶后，用细线扎合，挂通风处阴干。苦瓜干后，用洁净纱布擦净，连同茶叶切碎混匀，装瓶备用。每次取10克，放入保温杯内，用沸水浸泡，闷30分钟后频饮，可连续冲泡3～5次。有清热利尿、明目减肥功效。适用于湿热中阻型糖尿病等。

(18)苦瓜1个，鲜番石榴5个。2味洗净，切碎，用水煮熟即成。每日1剂，分2次服食，可常服之。有清热生津、润肺止咳功效。适用于肺胃燥热型糖尿病。

(19)新鲜苦瓜250克，豆豉、辣椒丝、豆酱、花生油、葱花、姜末、食盐各适量。苦瓜洗净，去瓤，切薄片。花生油入锅内烧热，入葱、姜煸香，入苦瓜片、豆豉、辣椒丝、豆酱煸炒，加食盐炒匀即成。每日1剂，佐餐食用。有清热祛暑、益气美容功效。适用于糖尿病伴轻度肥胖等。

(20)新鲜苦瓜450克，食盐、味精各适量。将苦瓜洗净，去皮、瓤，切成小片，加适量水煮汤，待苦瓜熟后加食盐、味精调味即成。每日1剂，佐餐食用，吃菜、喝汤。有清热明目、降血糖功效。适用于肠胃燥热型糖尿病等。

(21)苦瓜1 000克。将苦瓜去蒂、柄，洗净，晒干或焙干，研成细末，装瓶备用；或称量，装入冲泡用绵纸袋(每袋10克)，袋口放上挂线，胶合袋口备用。每日3次，每次10克，加入沸水冲泡后饮用。有清热祛湿、益气降糖功效。适用于糖尿病伴慢性肾炎等。

27. 黄瓜方

黄瓜，又名胡瓜、青瓜、王瓜等，为葫芦科植物黄瓜的果实。其性凉，味甘，归脾、大肠经，有清热解暑、生津止渴、利尿功效。适用于烦渴、咽喉痛、目赤等症。黄瓜属低热能、低脂肪、低糖、高钾食物，它所含的丙二醇酸能有效抑制糖类物质在体内转变为脂肪；黄瓜含有膳食纤维，可促进肠道中腐败物质的排泄和降低血胆固醇，故有降血糖、降血压及减肥作用，对防治糖尿病及其并发的高血脂、高血压、肥胖症有重要意义。

(1)黄瓜、猪肝各250克，白萝卜、胡萝卜各150克，芹菜叶30克，雪莲花10克，食盐、味精各适量。前6味分别洗净，将雪莲花与猪肝加食盐、味精共煮30分钟，猪肝切薄片待用；将黄瓜、白萝卜洗净，切薄片，用食盐、味精拌匀。6味混匀装盘即成。每日1剂，佐餐随量服用。有滋补肝肾、清热利尿等功效。适用于肝肾阴不足型糖尿病等。

(2)黄瓜100克，木耳50克，黄花菜30克，虾仁25克，猪油、食盐、清汤、葱段、姜丝、味精、香油各适量。前4味分别洗净，黄瓜切片，木耳泡发后去蒂撕成片状，黄花菜泡发后去杂切段。炒锅内入猪油，加热后下木耳、黄花菜、虾仁煸炒，放清汤、食盐，烧沸后入黄瓜片及其余诸味调料，再煮沸即成。每日1剂，佐餐食用。有滋阴壮阳、降糖降脂功效。适用于肾阴阳不足型糖尿病等。

(3)鲜嫩黄瓜300克，豆腐200克，干虾仁25克，素油、葱花、姜片、蒜片、醋、食盐、酱油、味精、淀粉、香油各适量。黄瓜洗净后切薄片，豆腐切小方块，干虾仁用温水泡发后沥水。素油入炒锅烧热，下葱、姜、蒜煸香后，放虾仁翻炒片刻，入黄瓜片、豆腐块一起翻炒，将熟时加醋、酱油、食盐、味精，用淀粉勾芡，淋入香油即成。每日1剂，佐餐食用。有益肾止渴、降血压、降血脂、降血糖功效。适用于肾精亏损型糖尿病等。

(4)鲜黄瓜250克，鲜草菇50克，干虾仁20克，素油、姜片、葱花、蒜泥、食盐、醋、酱油、味精、淀粉、香油各适量。前2味洗净后切片，干虾仁用温水泡发。素油入炒锅，加热后入葱、姜、蒜煸香，放前3味翻炒至将熟时，加醋、食盐、酱油、味精及适量水，烧至汤汁剩少许时，用淀粉勾芡，淋上香油即成。每日1剂，佐餐食用。有清热解毒、降糖止渴、益精壮阳功效。适用于肾精亏损型糖尿病等。

(5)黄瓜、胡萝卜各250克,雪蛤100克,食盐、味精各适量。雪蛤去筋皮,洗净,用温水泡发2小时,加食盐、味精煮熟;前2味洗净,切薄片,加食盐、味精拌匀。3味入大盘内,混匀即成。每日1剂,分2次佐餐食之。有滋阴润肺、清热利尿功效。适用于肺胃燥热型糖尿病等。

(6)黄瓜200克,蘑菇150克,腐竹100克,花椒、食盐、素油各适量。黄瓜洗净,切成菱形小块,用食盐略腌片刻,挤去汁;蘑菇洗净,入沸水锅汆透捞出,在其顶部刻上十字花纹;腐竹发好,在沸水锅中汆一下捞出,沥干后切段。将腐竹摆于盘底,四周放上蘑菇,再将黄瓜放在蘑菇与腐竹段的交界处。素油入炒锅,烧热后入花椒炸香,出锅,浇在菜上即成。每日1剂,佐餐食用。有清热解毒、生津止渴、降血压、降血脂、降血糖功效。适用于肺胃燥热型糖尿病等。

(7)青嫩黄瓜250克,紫皮大蒜50克,芝麻酱、香油、香醋、食盐、味精各适量。黄瓜洗净,用沸水烫后去两头,连皮剖开,切薄片,用食盐抓渍片刻,滤去过多渍液,放入大碗中备用。紫皮大蒜去外皮,洗净,切碎,剁成泥,放入盛有黄瓜的大碗中,再加后5味作料拌匀即成。每日1剂,佐餐随量食用。有清热利湿、降糖解毒功效。适用于湿热中阻型糖尿病等。

28. 韭菜方

韭菜,又名起阳草,为百合科多年生宿根草本植物韭菜的茎叶。其性温,味甘、辛,归肝、肾、胃三经,有温中补虚、行气散血、健胃提神、调和五脏等功效。适用于消渴、脱肛、脑痹、噎膈反胃、呕血、衄血、尿血、瘀血、虫蝎蜇伤等症。现代医学证明，韭菜中所含挥发性精油、硫化合物及钙、锌、镁、磷等元素，具有降血脂、降血糖、促进血液循环作用，对防治糖尿病及其合并高血压、高脂血症及冠心病等有较好作用。

(1)新鲜嫩韭菜120克，鳝鱼50克，鸡肉25克，枸杞子20克，鸡蛋2个，酱油、醋、葱花、姜末、食盐、胡椒粉、味精各适量。前4味分别洗净，韭菜切段，鳝鱼、鸡肉切丝，枸杞子去杂。锅中放适量水烧沸，加二丝及枸杞子，煮沸1～3分钟后，加入韭菜、酱油、醋、葱、姜、食盐烧沸，倒入鸡蛋成蛋花，加后2味拌匀即成。每日1剂，佐餐食用，吃肉、喝汤。有补中益气、通利血脉功效。适用于肺脾气阴两虚型糖尿病等。

(2)韭菜子9克，猪肚、菜胆各200克，鸡汤600毫升，葱段、姜片、食盐、绍酒各适量。韭菜子用纱布袋装好扎紧口；猪肚用食盐擦洗除腥味，切成块；菜胆切成段。将韭菜子纱布袋、猪肚放入砂锅，加鸡汤及诸味调料，大火烧沸，改小火炖煮30分钟，加菜胆再煮5分钟即成。每2日1剂，每日1次，佐餐随量服食。有补虚损、健脾胃功效。适用于脾胃虚弱型糖尿病。

(3)韭菜150克，虾仁50克，枸杞子30克，素油、葱花、姜末、料酒、食盐、味精各适量。前3味分别洗净，去杂；韭菜切段。素油入炒锅烧热，入葱、姜煸香，下虾仁急火煸炒，烹入料酒，加韭菜、枸杞子翻炒片刻，加后2味炒匀即成。每日1剂，可佐餐随量食用。有温肾助阳、滋阴养血、降血糖功效。适用于肾阳虚型糖尿病等。

(4)韭菜、田螺肉各50克，山药15克，葱花、姜片、素油、绍酒、食盐、酱油、味精各适量。前3味分别洗净，田螺肉切片，山药去皮后切片。素油入炒锅烧热，下葱、姜爆香，入韭菜、田螺肉及绍酒，炒至肉熟、韭菜变色，加山药片炒熟，加作料调味即成。每日1剂，佐餐食用。有温中补虚、健脾利尿、止消渴功效。适用于脾肾阳不足型糖尿病等。

（5）嫩韭菜150克，嫩豆腐250克，葱段、姜丝、素油、鲜汤、酱油、食盐、味精、香油各适量。将嫩韭菜洗净后切段，豆腐切小方块。素油入炒锅烧热，入豆腐块炸成淡黄色，倒入漏勺沥干油。锅中剩油烧热，放葱段、姜丝爆香，入炸过的豆腐块和韭菜翻炒片刻，再加鲜汤、酱油、食盐、味精，小火烩烧至沸，淋上香油即成。每日1剂，佐餐随量食用。有补益脾肾、消脂降压功效。适用于脾肾不足型糖尿病等。

（6）韭菜250克，淡菜50克，素油、食盐、料酒、味精各适量。先将淡菜用热水浸泡30分钟，待软后用水洗净备用；韭菜洗净，切段。炒锅内入素油烧至六成热，入淡菜急火煎炒，烹入料酒，再入韭菜，翻炒至淡菜熟烂、韭菜变色，加作料调味即成。每日1剂，分2次佐餐食用。有补虚降糖、补益肝肾、养血益精功效。适用于肝肾两虚型糖尿病等。

（7）新鲜韭菜100克，蛤蜊肉120克，黄酒、食盐各适量。将前2味分别洗净，韭菜切成段，同入砂锅，加水适量，大火烧沸，加后2味，改用小火煮熟即成。每日1剂，佐餐食用，吃菜、肉并喝汤。有滋阴生津、补肾健脾功效。适用于脾肾两虚型糖尿病。

29. 菠菜方

菠菜性凉，味甘，归胃、大肠经，有补血止血、滋阴润燥功效。《本草纲目》曰："通血脉、开胸膈、下气调中、止渴润燥。”菠菜适用于消渴引饮、便秘等症，也是贫血、衄血、便血者的辅助食疗食物。

(1)红根菠菜200克，薏苡仁、芹菜各100克，山药粉50克，麦麸15克，姜适量。前3味分别洗净，菠菜(连根)、芹菜切段，姜切片。菠菜入沸水锅内焯一下捞出。锅内加水，入薏苡仁，开锅后入山药粉、麦麸搅匀，煮成粥即可。另把姜片入沸水锅内煮2分钟后，把芹菜放入再煮3分钟捞出，放盘内与菠菜拌匀。每日1剂，分1～2次服用，喝粥、吃菜。有补肾养胃、健脾润肺、生津止渴功效。适用于脾胃虚弱型糖尿病等。

(2)菠菜250克，鲜山药60克，鸡内金10克，食盐、味精各适量。菠菜用沸水焯后切碎；山药洗净后去皮，切薄片。前3味同入砂锅，加水适量炖汤，熟后放后2味搅匀即成。每日1剂，分2次服用，10～15日为1个疗程。有健脾补肾、止渴润燥功效。适用于脾肾不足型糖尿病等。

(3)菠菜300克，鸡蛋1个，猪胰1具，葱花、姜片、食盐各适量。菠菜洗净，切碎；鸡蛋打入碗内，搅匀；猪胰洗净，切薄片。锅内加水适量，入猪胰煮熟后，慢慢加入搅匀的鸡蛋成蛋花，入切碎的菠菜，煮沸后加后3味调味即成。每日1剂，佐餐食用，可常食。有补脾益肺、润燥止渴功效。适用于肺脾气阴两虚型糖尿病，症见易饥多食、气短乏力、形体消瘦等。

(4)菠菜(带根)100克，鸡内金10克，素油、大蒜片、姜片、葱花、食盐、醋各适量。菠菜洗净，切段；鸡内金烘干，研成细粉。素油入炒锅烧热，放入蒜、姜、葱煸香，加水500毫升，大火煮沸，投入菠菜，撒入鸡内金粉，加食盐、醋煮沸即成。每日1剂，佐餐食用。有滋阴补血、润肠通便功效。适用于肾阴虚型糖尿病等。

30. 芹菜方

芹菜，俗称旱芹，为伞形科一年生或二年生草本植物旱芹的全草。其性凉，味苦，归肺、胃、肝经，有平肝清热、祛风除湿、凉血利尿功效。适用于高血压、头痛眩晕、糖尿病等。

(1)芹菜、胡萝卜、子鸡各100克，山药、枸杞子各12克，鸡汤300毫升，素油、葱段、姜片、蒜泥、食盐各适量。前5味分别洗净，芹菜切段，胡萝卜(去皮)、子鸡切块，山药切片，枸杞子去杂。素油入炒锅烧至六成热时，将子鸡块投入滑透，用漏勺捞起沥去油。用锅内剩油下葱、姜、蒜煸香，投入滑过的鸡肉及其余各味炒匀，加入鸡汤，用小火煲30分钟即成。每日1剂，分2次佐餐食用。有益肾气、补脾胃功效。适用于脾胃虚弱型糖尿病等。

(2)芹菜20克，枸杞子12克，猪瘦肉50克，白菜100克，上汤300毫升，素油、葱段、姜片、绍酒、食盐各适量。前4味洗净，芹菜、白菜切段，枸杞子去杂，猪肉切薄片。素油入炒锅烧至六成热，下葱、姜煸香，加上汤烧沸，入其余各味烧煮15分钟即成。每日1剂，佐餐食用。有生津止渴、滋阴补肾功效。适用于肾阴虚型糖尿病。

(3)芹菜、田螺肉各50克，百合、山药各20克，素油、葱花、姜片、绍酒、食盐、味精各适量。前4味洗净，芹菜切段，田螺肉切片，百合分瓣，山药去皮后切薄片。将百合瓣、山药片加清水适量，入笼内蒸熟待用。炒锅内入素油烧至六成热，下葱、姜煸香，入田螺肉片，加绍酒及其余各味，炒熟即成。每日 1 剂，分 1～2 次佐餐食用。有补气血、止消渴功效。适用于肺脾气阴两虚型糖尿病等。

(4)芹菜 200 克，猪肝 100 克，枸杞子 12 克，鸡蛋 1 个，素油、绍酒、葱花、姜丝、淀粉、酱油、食盐各适量。前 3 味洗净，芹菜切段，猪肝切片，枸杞子去杂。猪肝放入碗内，加食盐、酱油、淀粉、绍酒，打入鸡蛋，加适量清水调成糊状待用。素油入炒锅烧至六成热时，下葱、姜爆香，入猪肝炒至变色后，加枸杞子、芹菜炒熟即成。每日 1 剂，分 1～2 次佐餐食用。有补肝肾、止消渴功效。适用于肝肾阴虚型糖尿病等。

(5)芹菜 250 克，西瓜皮 100 克，鳝鱼 500 克，姜丝、葱丝、蒜丝、鸡蛋清、食盐、淀粉、黄酒、胡椒粉、味精、素油、醋、香油各适量。前 2 味洗净，芹菜切段，西瓜皮榨汁后用纱布过滤待用；鳝鱼宰杀，去内脏、骨，洗净，切丝，用淀粉、鸡蛋清、一半西瓜汁调匀浆好；另一半西瓜汁用淀粉、黄酒、食盐、胡椒粉、味精兑成汁备用。素油入锅烧热，下鳝鱼丝滑透后入漏勺；用原锅内剩油将葱、蒜煸香，下芹菜翻炒，把鳝鱼丝倒入炒匀，将另一半兑好的汁倒入，再加醋、香油炒匀即成。每日 1 剂，佐餐食用。有补虚健脾、清热消暑功效。适用于脾胃虚弱型糖尿病。

(6)芹菜 200 克，腐竹 50 克，猪瘦肉丝 30 克，素油、姜末、葱花、料酒、食盐、清汤、味精各适量。芹菜洗净，切段；腐竹泡发，入沸水锅焯透，切段。炒锅内入素油烧热，加葱、姜煸香，入肉丝煸炒，烹料酒，加前 2 味继续翻炒，并加清汤炒至肉片熟烂，加作料调味即成。每日 1 剂，可佐餐随量食用。有益气降糖、平肝潜阳、清热润燥功效。适用于阴虚阳亢型糖尿病。

(7)芹菜120克,大枣30枚,粳米100克。3味洗净,芹菜切碎后同入砂锅,加水按常法煮成粥即可。每日1剂,早晚2次服用。有健脾和胃、降压降脂、通便功效。适用于脾胃虚弱型糖尿病等。

(8)芹菜350克,鲜香菇50克,素油、醋、味精、食盐、淀粉、酱油各适量。芹菜洗净、切段,用食盐拌匀后等片刻,用清水漂洗、沥干;香菇洗净,切片。用淀粉、醋、味精加水50毫升兑成芡汁待用。素油入锅内烧热,下芹菜、香菇炒匀,加酱油炒熟,淋入芡汁速炒起锅即成。每日1剂,佐餐食用。有降血糖、减体重、降压降脂功效。适用于2型糖尿病合并肥胖症、高血压等。

(9)芹菜100克,豆腐250克,素油、葱花、姜末、清汤、食盐、味精、五香粉、淀粉、香油各适量。芹菜洗净,切段;豆腐切块。炒锅内入素油,烧热后加葱、姜煸香,入豆腐块,边煎边散开,加清汤煨煮5分钟,入芹菜段,改小火煨煮5分钟,加食盐、味精、五香粉拌匀,用湿淀粉勾厚芡,淋上香油即成。每日1剂,佐餐随量食用。有降血糖、清热降压、宽中益气功效。适用于糖尿病伴高血压等。

(10)芹菜200克,枸杞子20克,素油、酱油、葱花、食盐各适量。前2味洗净,芹菜切段,枸杞子去杂。炒锅入素油烧至六成热,下葱花煸香,入芹菜、枸杞子炒熟,加食盐、酱油调味即成。每日1剂,佐餐食用。有滋补肾阴、降压降脂功效。适用于肾阴虚型糖尿病合并高血压、高血脂者。

(11)芹菜(包括根、茎、叶)500克。将芹菜洗净、晾干,放沸水中烫泡3分钟,捞出切成细段,捣烂取汁即成。每日1剂,分3次代茶饮,当日饮完。有平肝降糖、降压降脂功效。适用于糖尿病伴高血压等。

31. 猪胰方

猪胰性平，味甘，有益肺补脾、滋阴润燥、降低血糖等功效。适用于阴虚消渴、肺虚咳嗽、脾虚泄泻等。现代医学研究证明，猪胰含有与人胰相应的成分。

（1）猪胰1具，葛根、天花粉各12克，黄芪18克，淮山药30克。将猪胰洗净，切片，与后4味同入砂锅，加水适量，大火煮沸，改小火炖至胰肉烂熟即成。每日1剂，食肉、喝汤，经常服用，日久见效。有益气补肺、滋阴益肾、生津止渴功效。适用于肺脾气阴两虚型糖尿病等。

（2）猪胰1具，鸡蛋1个，海参3只，向日葵秆芯、地肤子各15克，食盐适量。猪胰洗净，切片；海参泡发，去内脏，洗净，切块。鸡蛋打入碗中搅匀，放食盐，加入海参与猪胰，上蒸笼蒸熟，出笼后倒入砂锅，加水适量，煮沸后加入用纱布包好的地肤子和向日葵秆芯，一同煮约40分钟，去掉药包即成。每日1剂，分1～2次食用，15～20日为1个疗程。有补虚益气、生津润燥、滋阴固肾、降血糖功效。适用于肺脾气阴两虚型糖尿病，症见消渴引饮、消瘦乏力等。

（3）猪胰1具，生薏苡仁30克，黄芪60克，淮山药120克。猪胰洗净、切片；山药去皮，切片。4味同入砂锅，加水适量煮至熟，滤汁即成。每日1剂，分2次饮用。有益气养阴、健脾去湿、降血糖功效。适用于肺脾气阴两虚型糖尿病等。

（4）猪胰1具，党参15克，生地黄30克。猪胰洗净、切块，与后2味同入砂锅，加水适量煮至胰肉熟，捞出生地黄、党参即成。每日1剂,分2次食肉、喝汤,15日为1个疗程。有补气健脾、滋阴润肺功效。适用于肺脾气阴两虚型糖尿病,症见口干渴饮、气短神疲、多尿尿浊、腰酸腿软等。

(5)猪胰1具,黄芪、薏苡仁各30克。将猪胰洗净,切片,与洗净的黄芪、薏苡仁同入砂锅,以小火炖煮至胰肉熟即成。每日1剂,饮汤、食肉,连服15～20日为1个疗程。有健脾调肺、益气生津、润燥止渴功效。适用于肺脾气阴两虚型糖尿病,症见口渴、乏力、自汗等。

(6)猪胰1具,鸡蛋1个,海参2只,食盐、酱油各适量,将海参泡发,去内脏,洗净,切片,与洗净的猪胰同炖至熟烂后,再将鸡蛋打入炖熟,加后2味调料即成。每日1剂,饮汤并吃猪胰、蛋和海参,15日为1个疗程。有滋阴补肾、补虚润燥、清热功效。适用于肾阴虚型糖尿病等。

(7)猪胰1具,麦冬、天冬各15克,葱段、姜片、绍酒、鸡油、食盐、味精各适量。将猪胰洗净,切块;麦冬砸扁,去内梗,洗净。前6味同入砂锅,加水800毫升,大火烧沸,改小火炖煮30分钟,加后3味调匀即成。每日1剂,佐餐食用。有滋阴清热、润肺生津功效。适用于肺肾阴虚型糖尿病等。

(8)猪胰1具,黄精20克,玉竹30克,食盐、味精各适量。猪胰洗净,切片;黄精、玉竹洗净,切段。3味同入砂锅,加水适量大火煮沸后,改小火炖煮1小时,与后2味拌匀即成。每日1剂,随量食猪胰、饮汤。有润肺止渴、滋脾养胃功效。适用于脾胃阴虚型糖尿病等。

(9)猪胰1具,春蚕9克,枸杞子15克。3味洗净,加水适量共煎至胰熟烂即成。每日1剂,吃猪胰、枸杞子并饮汤,可常食。有养肝益肾、降血糖功效。适用于肝肾阴虚型糖尿病。

(10)猪胰1具，百合30克，山药50克，食盐、味精各适量。猪胰洗净，切成小块；百合洗净，分瓣；山药去皮，洗净，切成小块。3味同入砂锅，加水适量，小火炖煮30分钟，至熟烂后加食盐、味精调味即成。每日1剂，分2次服用，15～20日为1个疗程。有肺脾共补、益气生津功效。适用于肺脾气阴两虚型糖尿病，症见食欲缺乏、咳嗽少痰、消渴善饮、口干舌燥、虚烦不寐、大便秘结等。

(11)猪胰1具，香菇15克，山芋200克，食盐、味精各适量。猪胰、山芋洗净，切片；香菇泡发后去蒂，切片。3味同入砂锅，加水适量，煨至猪胰、山芋烂熟时，加后2味拌匀即成。每周可用2～3剂，每日酌量服用1次，连服3～4周。有益肺补脾、降血糖功效。适用于肺脾气阴两虚型糖尿病。

(12)猪胰1具，淡菜100克，食盐适量。先将淡菜浸泡20分钟，洗净后入砂锅，加水适量，煎煮10分钟后，再将洗净、切片的猪胰放入，小火煨熟后，加食盐调味即成。每日1剂，可单独或佐餐服用，可常服。有益肺健脾、补精润燥、降血糖功效。适用于肺脾气阴两虚型糖尿病等。

(13)猪胰1具，鲜山药100克，姜片、葱段、料酒、肉汤、食盐、胡椒粉各适量。将猪胰入沸水锅内焯去血水，捞出切片；山药去皮，洗净，切片。前2味入砂锅内，加葱段、姜片、料酒和肉汤，大火烧沸，撇去浮沫，改小火炖至胰熟透，加后2味拌匀即成。每日1剂，分2次佐餐食用。有补脾降糖功效。适用于肺脾气阴两虚型糖尿病等。

(14)猪胰1具,玉米须30克。将猪胰洗净、切片,与玉米须同入砂锅,加水煎煮即成。每日1剂,喝汤、吃猪胰,10日为1个疗程。有滋阴润燥、止渴清热功效。适用于肺胃燥热型糖尿病上消证,症见口干、口渴等。

(15)猪胰1具,葱段、姜片、料酒、食盐、味精各适量。猪胰洗净,放沸水锅中焯去血水,切片,入砂锅,加水适量及葱、姜、料酒,煨炖至胰肉熟烂时,加后2味拌匀即成。每日1剂,分2次佐餐食用。有补益脾肺、润燥降糖功效。适用于脾胃虚弱型糖尿病等。

32. 兔肉方

兔肉,包括家兔肉、野兔肉,性凉,味甘,归肝、大肠经,有补中益气、健脾止泻、凉血解毒功效。适用于虚弱羸瘦、消渴、胃热呕吐、便血等症。

(1)兔肉块150克,火腿肉(片)、玉竹、芹菜各20克,香菇15克,鸡汤500毫升,姜片、葱段、料酒、食盐各适量。玉竹、芹菜洗净,切段;香菇泡发后去蒂,切两半。砂锅内加前9味,先用大火煮沸,再加食盐,用小火炖1小时即成。每日1剂,佐餐食用。有生津止渴、养阴润肺、益气健脾功效。适用于肺脾气阴两虚型糖尿病等。

(2)兔肉块100克,荸荠50克,冬菇30克,南沙参20克,鸡汤300毫升,素油、葱段、姜片、绍酒、酱油、食盐各适量。荸荠去皮,洗净后一切两半;冬菇发透,洗净,切片;沙参润透,切片。炒锅内放素油烧至六成热时,入葱、姜煸香,再放入兔肉、绍酒、酱油、食盐,炒片刻,加入荸荠、冬菇、沙参及鸡汤,用小火煲至汤浓稠、兔肉熟透即成。每日1剂,分

2次佐餐食用。有补气补血、滋阴润肺功效。适用于气阴两虚型糖尿病。

(3)兔肉块500克,山药、山楂各30克,枸杞子15克,大枣9枚,料酒、食盐、味精各适量。兔肉块入沸水锅内焯去血水;前7味同入砂锅内,加适量水,大火煮沸,改小火炖煮2~3小时,加味精即成。每3日1剂,每日酌量佐餐食用1~2次。有益气养阴、化瘀降糖功效。适用于肺脾气阴两虚型糖尿病并发冠心病、动脉粥样硬化者。

(4)兔肉块300克,生地黄30克,菟丝子15克,绍酒、姜片、葱段、鸡油、食盐、胡椒粉、味精各适量。生地黄润透后切片,菟丝子用盐水炒裂口。前6味同入砂锅,加清水1 500毫升,大火烧沸,改小火炖煮30分钟,加后4味调料即成。隔日1剂,每日1次佐餐或单食均可。有固精降糖、滋阴补肾功效。适用于肾阴阳两虚型糖尿病等。

(5)兔肉、胡萝卜各100克,北沙参20克,姜片、葱段、食盐、绍酒各适量。前2味洗净,切块;北沙参润透,切片。7味同入砂锅,加水800毫升,大火烧沸,改小火炖30分钟即成。每日1剂,分2次佐餐食用。有益胃生津、润肺补血功效。适用于脾胃虚弱型糖尿病等。

(6)兔肉、鲜藕各200克,麦冬20克,素油、葱段、姜片、绍酒、食盐、胡椒粉各适量。前2味洗净,切块(藕去皮);麦冬洗净,切片。素油入炒锅烧至六成热,入葱、姜煸香,放入兔肉炒变色,加水600毫升和麦冬、藕、绍酒、食盐,用中火烧沸,改小火炖至汤浓稠时,撒上胡椒粉即成。每日1剂,分1~2次佐餐酌量食用。有滋阴补肺、益气健脾、清热解毒功效。适用于肺脾气阴两虚型糖尿病等。

(7)净兔肉块300克，玉米须50克，葱段、姜片、绍酒、鸡油、食盐、味精各适量。玉米须洗净后装入纱布袋扎紧。前5味同入砂锅，加水800毫升，大火烧沸，改小火炖30分钟，取出玉米须袋，加后3味即成。每日1剂，分1～2次佐餐食用。有益气健脾、清热、利湿、止渴功效。适用于湿热中阻型糖尿病等。

33. 鹅肉方

鹅肉性平，味甘，归脾、肺经，有和胃止渴、益气养阴功效。适用于消渴及手足心热、腰膝酸软、阴虚体弱等。鹅有白鹅、苍鹅之分，治消渴以白鹅肉为佳。

(1)鹅肉、猪瘦肉各250克，淮山药30克，玉竹、北沙参各15克，鸡汤500毫升，料酒、姜末、葱花、香油、食盐、胡椒粉各适量。先将前2味分别洗净，入沸水锅中汆一下，捞出切成丝；山药、玉竹、沙参分别去杂，洗净，同装入纱布袋扎口。锅内加鸡汤、药袋、鹅肉丝、猪肉丝及料酒、姜、葱，煮至肉烂后，弃药袋，入后3味调匀即成。每日1剂，佐餐食肉、饮汤，可常食。有止渴益气养阴功效。适用于气阴两虚型糖尿病，症见口渴多饮、气短乏力、手足心热等。

(2)鹅肉250克，蘑菇30克，玉竹、北沙参各15克，山药10克，姜片、葱段、绍酒、食盐各适量。鹅肉洗净，去骨，切块；蘑菇发透，去根蒂；玉竹洗净，切段；沙参发透，切片；山药去皮，洗净，切片。把前8味同入砂锅，加水800毫升，大火烧沸，改小火炖1小时，加食盐调味即成。每周1剂，分2次佐餐食用，吃鹅肉并喝汤。有益气补虚、和胃止渴功效。适用于脾胃虚弱型糖尿病。

(3)白鹅肉 350 克，天冬 15 克，上汤 300 毫升，姜片、葱段、食盐、绍酒、酱油、味精各适量。将白鹅肉洗净，切块；天冬洗净，切片。把后 6 味调料混匀，抹在鹅肉上，上面放天冬，置蒸盆内，加上汤，入蒸笼，大火蒸 1 小时即成。每周 2 剂，每日 1 次，吃鹅肉 50 克，吃适量天冬并喝汤。有补虚和胃、养阴生津、止渴功效。适用于肺脾气阴两虚型糖尿病等。

(4)白鹅 1 只，淡菜 100 克，黄酒、葱段、清汤、食盐、味精各适量。白鹅宰杀后去毛及内脏，入沸水锅氽透捞出，用凉水冲洗干净、沥水；用黄酒将淡菜冲洗干净，塞入鹅腹内。将鹅放入砂锅，加葱、姜、黄酒和清汤，大火烧沸，改用小火炖 150 分钟，待鹅肉熟烂，拣去葱、姜，加后 2 味拌匀即成。每周1～2 剂，每日 1～2 次，空腹酌量食肉、喝汤。有补虚益气、养阴生津功效。适用于肺脾气阴两虚型糖尿病等。

34. 鳝鱼方

鳝鱼，又名长鱼、黄鳝。其性温，味甘，归肝、脾、肾三经，有补益气血、温阳益脾、滋补肝肾、祛风通络功效。适用于体虚乏力、风寒湿痹、下痢脓血、痔疮疱疡等。现代医学研究发现，鳝鱼体内有两种能显著降低血糖的黄鳝素(即黄鳝素 A 和黄鳝素 B)，可治糖尿病。日本生产的一种新的降血糖药“糖尿清”就是用这两种成分为主要原料制造的，用以治疗糖尿病。

(1)鳝鱼肉 500 克，猪瘦肉 200 克，山药 30 克，黄精 20 克，天花粉、生地黄各 15 克。前 2 味洗净，切块；后 4 味洗净，切片。6味同入砂锅，加水适量，中火烧熟即成。每3日1剂，每日1次，佐餐适量食用，吃肉、喝汤。有消渴解毒、滋阴补肾、润心补脾、清热生津功效。适用于阴阳两虚型中老年糖尿病等。

(2)鳝鱼、菜胆各100克，枸杞子、黄芪片各20克，绍酒、姜片、葱段、食盐、味精、胡椒粉各适量。黄鳝去骨、内脏，洗净后切片，入沸水锅中焯一下，捞起放蒸杯内，加入洗净的枸杞子、黄芪片及葱、姜、绍酒、食盐、味精拌匀，放蒸笼内大火蒸40分钟出笼，再将已在沸水锅中焯透断生、捞出沥干的菜胆放入蒸杯拌匀，撒上胡椒粉即成。每日1剂，分2次佐餐食用。有健脾补肾、益气温阳、降血糖功效。适用于脾肾阳不足型糖尿病等。

(3)鳝鱼1条，白菜帮150克，素油、食盐、胡椒粉、黄酒、酱油、香醋、白糖、香油、淀粉、葱花、姜末、蒜泥各适量。鳝鱼活杀，去内脏及骨，洗净后切成细丝，拌入食盐及胡椒粉待用；白菜帮洗净，切成细丝；取小碗，放入黄酒等8味调料(蒜泥除外)，混匀成调味汁待用。素油入炒锅烧热，下白菜丝煸炒至熟，捞出；原锅内再放素油，下蒜泥煸香，下鳝鱼丝煸炒至变色，随即倒入白菜丝、调味汁，翻炒几下即成。每日1剂，可佐餐随量食用。有补益脾胃、益气养血、祛风湿、强筋骨功效。适用于脾肾阳不足型糖尿病等。

(4)鳝鱼肉(块)400克，鲜山药片(去皮)200克，食盐、味精各适量。前2味洗净入碗内，加后2味，隔水蒸熟即成。每日1剂，分2次佐餐食用。有益肺消渴、补肾生精、降血糖功效。适用于肺脾气阴两虚型糖尿病等。

35. 蚌肉方

蚌肉性寒，味甘、咸，有滋阴、养肝、明目、清热功效。适用于消渴、口干、烦热及妇女虚劳、带下、血崩等。

(1)蚌肉200克，莴苣50克，生地黄15克，天冬10克，绍酒、葱段、姜片、鸡油、食盐、味精各适量。将前2味洗净，切薄片(莴苣先去皮)；生地黄、天冬润透，切薄片。前7味同入砂锅，加水1 800毫升，大火烧沸，改小火炖煮25分钟，再加后3味拌匀即成。每日1剂，佐餐食用。有清热生津、滋阴润肺、益肾固精功效。适用于肺肾阴虚型糖尿病等。

(2)蚌肉250克，银耳、木耳各10克，绍酒、葱段、姜片、食盐、胡椒粉、味精各适量。先将银耳、木耳润透，去蒂及杂质，撕成片状；蚌肉洗净，切薄片。前6味同入砂锅，加水1 200毫升，大火烧沸后改小火炖煮30分钟，加后3味调料拌匀即成。每日1剂，既可单食，也可佐餐。有滋阴润肺、补肾降糖功效。适用于肺肾阴虚型糖尿病。

(3)蚌肉250克，生地黄20克，石斛10克，姜片、葱段、绍酒、鸡油、食盐、味精各适量。前2味洗净，切薄片；石斛洗净，切段。前3味同入砂锅，加水1 200毫升及葱、姜、绍酒，大火烧沸，改小火炖煮30分钟，加后3味调味即成。每日1剂，单食、佐餐均可。有清热生津、滋阴润肺功效。适用于肝肾阴虚型糖尿病等。

(4)蚌肉250克，黑豆50克，山茱萸10克，葱段、姜片、绍酒、鸡油、食盐、味精、胡椒粉各适量。先将黑豆用温水泡30分钟，去泥沙、杂质；蚌肉洗净，切薄片；山茱萸洗净，去泥沙、杂质。前6味入砂锅，加水1 200毫升，大火烧沸后改小火炖煮 30 分钟，加后 4 味调匀即成。每日 1 剂，单食、佐餐均可。有强壮筋骨、补肾益精功效。适用于肾阴阳不足型糖尿病等。

(5)蚌肉、鲜海带、鲜山药各 150 克，食盐适量。前 3 味洗净，切块(山药先去皮)，同入锅内加水适量，小火炖汤，加食盐调味即成。每日 1 剂，佐餐吃蚌肉、海带、山药并饮汤。有健脾补肾、清热滋阴功效。适用于脾肾两虚型糖尿病等。